LA PEAU CHEZ L'ENFANT EN HOMÉOPATHIE

LE POINT SUR

LA PEAU CHEZ L'ENFANT EN HOMÉOPATHIE

P. POPOWSKI

SIMILIA

DANS LA MÊME COLLECTION

BENKEMOUN P., *Homéopathie et impuissance sexuelle masculine*, 1988.

DE MATTOS L., *Homéopathie et eugénisme*, 1988.

GESSANT P., *Homéopathie et lombo-sciatalgie*, 1988.

LE TEXIER R., *Homéopathie et constipation*, 1992.

PÉJOUAN H., *Traitement homéopathique des petites pathologies oculaires courantes*, 1989.

PIGEOT C.-H., *Traitement homéopathique de la spasmophilie*, 1989.

POPOWSKI P., *Homéopathie et petite pathologie du nouveau-né et du nourrisson*, 1993.

SANANÈS R., *Homéopathie et manifestations allergiques*, 2e édition, 1992.

SANANÈS R., *Maux digestifs. Homéopathie : antidote de pollutions*, 1993.

SCIMECA D., *Cœur et vaisseaux en homéopathie*, 1995.

TÉTAU J.-M., *Homéopathie et céphalées*, 1992.

TÉTAU M., *Traitement homéopathique moderne des eczémas et des mycoses*, 1988.

TÉTAU M., *Homéopathie et insuffisance veineuse des membres inférieurs*, 1988.

TÉTAU M., *Homéopathie et troubles caractériels de l'enfant*, 1992.

WINER-COFMAN S., *Homéopathie et maladies infantiles*, 1992.

Il est bon de naître dans une église
mais il n'est pas bon d'y mourir.

Pierre DAC

...Aux idiots « zig-zag »...
G. I. GURDJIEFF

INTRODUCTION

Pourquoi un « Point sur la peau chez l'enfant » ? Pour trois raisons essentielles.

D'abord parce que la pathologie cutanée est une des plus fréquentes dans cette spécialité. Le pédiatre, « médecin généraliste de l'enfant », est fréquemment sollicité par une inquiétude parentale liée à l'état de la peau. Le plus souvent justifiée, car reflet d'un trouble organique, local ou général, cette inquiétude traduit parfois aussi une préoccupation d'ordre esthétique, exprimant le narcissisme parental. Il est donc intéressant de faire de temps en temps le point des connaissances dans les domaines de la physiopathologie et de la thérapeutique sur ce vaste sujet particulier de la pédiatrie.

Ensuite pour tenter de démontrer que l'homéopathie n'est pas une « médecine parallèle ». Elle est une pharmacologie à part entière, et un outil indispensable entre les mains d'un médecin bien formé et correctement informé. L'homéopathie et l'allopathie ne sont pas irrémédiablement opposées, mais complémentaires, participant toutes deux à l'unité fondamentale de la médecine. Beaucoup de maladies de la peau sont complexes, de traitement difficile, et l'homéopathie a une place de choix dans l'arsenal pédiatrique permettant leur prise en charge, sans renier l'apport des thérapeutiques dites conventionnelles. Rappelons que seul prime l'intérêt supérieur du malade.

Enfin, pour participer à la pérennité de la transmission du savoir médical. L'homéopathie n'est pas une « médecine naturelle », car la médecine n'est pas « naturelle », mais « culturelle ». Elle implique un « artifice », au sens étymologique du terme (du latin *artifex* : « artisan, ouvrier, habile, ingénieux »). Cette intervention du médecin se doit donc d'être « habile, ingénieuse », c'est-à-dire la plus efficace, compte tenu du savoir de l'époque, et la moins dangereuse possibles.

L'homéopathie, par sa précision, par le regard humain qu'elle porte sur le malade et son absence de toxicité, permet souvent, soit seule, soit dans le cadre d'une *stratégie* dans laquelle l'allopathie a toute sa place, d'amener un soulagement durable, voire une guérison élégante et profonde. En cela, elle appartient de droit à l'héritage culturel de tout médecin dégagé du carcan des dogmes et de la slérose de la pensée unique.

Dr Pierre POPOWSKI

GÉNÉRALITÉS. PHYSIOLOGIE

Miroir de l'âme ou enveloppe du corps, la peau est une *interface*, c'est-à-dire un lieu de passage. Sa structure et sa physiologie propres sont essentiellement au service des échanges réciproques entre ce « tout » que sont l'organisme individuel et son fonctionnement interne, et cet autre « tout » que sont le monde environnant et ses exigences.

On pourrait presque dire, en extrapolant à l'extrême, que la peau est le lieu de rencontre et de confrontation, en un mot le « média », entre :

- d'une part les informations génétiques lovées comme un serpent enroulé sur lui-même dans la double spirale de l'A.D.N. ;
- et d'autre part les informations de la Grande Nature déroulant son propre serpent informationnel dans l'espace-temps du vaste univers qui nous entoure.

Si cette vision peut paraître grandiloquente, elle n'en est pas moins réaliste ; pour exemple, les pathologies dermatologiques nouvelles liées à l'environnement (allergie, cancers cutanés...), en développement constant dans nos sociétés modernes : la science nous démontre qu'elles ont toutes un substratum génétique qui détermine l'aptitude des maladies à se manifester.

Tout se passe comme si la peau était un organe apparemment immuable, jeté pour toujours, comme un manteau d'apparence, entre l'extérieur (et son « toujours plus loin » de nos découvertes spatiales) et l'intérieur (et son « toujours plus profond » de nos avancées en biologie moléculaire).

C'est certainement la raison pour laquelle le médecin, « grand prêtre » des temps modernes, officie pluri-quotidiennement dans le domaine des maladies de la peau, ce « double miroir » :

- reflet de l'état de santé de notre monde intérieur psychosomatique,
- et image des aggressions de notre monde extérieur naturel.

La peau devient ainsi une sorte de « papyrus » moderne sur lequel s'écrivent en double les hiéroglyphes de notre évolution biologique et de notre socioculture.

• Peau et diathèses

La peau est concernée par toutes les diathèses homéopathiques :

- **psorique,** au premier chef, avec tout le cortège des maladies à médiation immunologique passant par la *plaque tournante des IgE* (urticaires, eczémas...), traduisant la tendance de tout être sain à l'élimination centrifuge, et soulignant le rôle fondamental de l'hygiène de vie et du maintien de l'efficacité des émonctoires ;
- **tuberculinique,** ensuite : cette diathèse reflète le début de l'épuisement de l'organisme, avec déminéralisation et *blocage des processus de l'inflammation,* s'exprimant au niveau cutané par des maladies calquées sur le modèle du psoriasis ;
- **sycotique,** encore : le rôle de l'*hyperstimulation immunitaire,* quelle qu'en soit l'origine, est ici prépondérant, cause (ou conséquence ?) de toutes ces maladies de la peau où les virus sont concernés, avec leur cortège de constructions à développement lent et progressif : verrues, condylomes, mollusca contagiosa, herpès...
- **luétique** enfin : le *déficit immunitaire* latent, caractéristique de cette diathèse, explique, entre autres, la tendance destructive, ulcérative, des maladies qui la caractérisent : fissures, ulcères, xérose, mais aussi prurits psychogènes, alopécies...

En fait, toutes ces diathèses peuvent être intriquées chez l'enfant, reflétant le terrain parental transmis génétiquement et les aléas du « parcours du combattant » que représente souvent aujourd'hui la petite enfance (vaccinations, antibiothérapies, pollutions diverses et multiples, stress, carences affectives...), expliquant la **richesse de la pathologie dermatologique pédiatrique.**

• Rappel histologique

La peau a une double origine : la couche superficielle, l'épiderme, se développe à partir de l'ectoblaste superficiel, et la couche profonde, le derme, provient du mésoblaste sous-jacent.

L'épiderme. Primitivement, la surface de l'embryon est recouverte d'une couche monocellulaire d'ectoblaste. Au cours du deuxième mois, cet épithélium se différencie, pour atteindre, à la fin du quatrième mois, sa disposition définitive en quatre couches :

- *couche basale* ou germinative, qui forme des crêtes que remplit le mésoblaste,
- *couche de Malpighi,* au dessus, faite de grandes cellules réunies entre elles par des tonofibrilles,
- *couche granuleuse,* qui contient de fins granules de kératine,
- *couche cornée,* qui forme la couche squameuse, superficielle de l'épiderme.

Pendant les trois premiers mois du développement, l'épiderme est envahi par des cellules provenant de la crête neurale, les cellules dendritiques. Elles élaborent un pigment mélanique, qui est transmis aux autres cellules par les prolongements dendritiques. Ce sont ces cellules qui donneront les mélanoblastes et, plus tard, les mélanocytes, responsables de la pigmentation cutanée.

Le derme. C'est la couche profonde de la peau. Elle provient du mésoblaste du *dermatome* (qui correspond lui-même aux différentes zones d'innervation radiculo-ganglionnaires), qui se différencie au cours des troisième et quatrième mois en un tissu conjonctif contenant fibroblastes et fibres collagènes. En même temps, le chorion émet les papilles dermiques, se projetant dans l'épiderme, contenant un axe vasculo-nerveux et un corpuscule du tact.

L'hypoderme. Cette couche profonde du derme est caractérisée par la présence de grandes quantités de tissu adipeux.

À la naissance, la peau est recouverte d'un enduit blanchâtre, le vernix caseosa, qui protège et nourrit la peau. Il est abondant chez le prématuré, et absent chez le bébé post-mature.

Les poils. Les premières ébauches de follicules pileux se développent à partir d'une invagination épithéliale vers la huitième semaine. Au contact du bourgeon folliculaire, le mésenchyme embryonnaire se condense pour former la papille très vascularisée et richement innervée. À 10 semaines de gestation, tous les follicules du cuir chevelu sont formés, et, à 18 semaines, les cheveux émergent. Le nombre de follicules pileux est alors fixé : 1135/cm^2 à la naissance, 795/cm^2 vers 10 ans. Le cheveu embryonnaire, appelé *lanugo,* disparaît dans les mois qui suivent la naissance. On estime le nombre total de cheveux à environ 150 000, et la chute quotidienne à 100. La croissance capillaire est de 0,33 à 0,44 mm/jour ; elle nécessite la présence d'acides aminés soufrés, de zinc, de cuivre, de fer...

La matrice unguéale se développe à partir de la 11e semaine.

Les lignes de Blaschko. Ces lignes évoquent la migration de cellules embryonnaires proliférant en direction antéro-latérale à partir de la crête neurale, dessinant des arabesques que reproduisent la plupart des dermatoses nævoïdes linéaires.

• ÉLÉMENTS DE PHYSIOLOGIE

Il ne s'agit pas ici d'en développer de manière exhaustive toutes les subtilités. Nous insisterons surtout brièvement sur certains aspects modernes de la physiologie cutanée.

La couche cornée

Le processus de kératinisation recouvre les processus biochimiques et morphologiques qui transforment la cellule basale de l'épiderme en une cellule cornée anucléée appelée *cornéocyte.* Cette différenciation aboutit à la constitution d'une structure hautement spécialisée dont la fonction la plus importante est de fournir à l'organisme une **barrière efficace contre l'environnement.**

Les *kératines* sont une famille de protéines fibreuses, organisées en structure hélicoïdale à deux brins, appelées autrefois « tonofilaments ».

Les *espaces intercornéocytaires* (représentant 10 % du volume de la couche cornée) sont emplis de lipides neutres (surtout acides gras à longue chaîne C16-C36) dont le rôle dans le maintien de la cohésion entre les cornéocytes est inconnu.

La *desquamation* physiologique résulte d'un processus de « décémentation » dont les mécanismes sont, eux aussi, mal connus. Il est probable que les modifications biochimiques de lipides du « ciment » intercornéocytaire jouent un rôle important.

Les systèmes de cohésion interkératinocytaires

L'adhérence des cellules entre elles est une fonction de la membrane cytoplasmique et de ses zones spécialisées que sont les *desmosomes.*

Les mécanismes moléculaires impliqués dans la fonction de desmosomes ne sont pas connus actuellement. On sait que la cohésion interkératinocytaire est un processus actif de la cellule, nécessitant de l'énergie, mettant en jeu une protéine plutôt que les enzymes glycolytiques habituels. L'équilibre dynamique de formation et de séparation des contacts entre les kératinocytes requiert une intégrité fonctionnelle complète de la cellule.

L'adhérence dermo-épidermique est sous la dépendance de structures lamellaires et fibrillaires complexes, qui, lorsqu'elles sont dépassées, expliquent la formation de bulles dermo-épidermiques.

Interactions peau–soleil

Le soleil, siège d'explosions thermonucléaires, nous envoie des radiations dont le spectre, du fait de la filtration atmosphérique, est compris entre 290 et 3 000 nm, c'est-à-dire une partie des UV : les B (290–320 nm) et les A (320–400 nm), la lumière visible (400–780 nm) et une part de l'infrarouge (780–3 000 nm).

Les effets biologiques des radiations solaires comprennent :

– ***Des phénomènes précoces :*** action calorique due aux infrarouges, l'action antirachitique due aux UVB (production d'hormone D) et la pigmentation immédiate.

– ***Des phénomènes retardés :*** érythème actinique, pigmentation retardée, lymphotoxicité des UVB et altérations des marqueurs de surface des cellules de Langerhans.

– ***Des effets à long terme :*** sénescence cutanée précoce et surtout photocarcinogenèse, dont le mécanisme est encore mal connu (altérations de l'ADN, libération d'enzymes nocives pour l'ADN ou altération immunologique cutanée ?).

La pigmentation cutanée

Trois pigments normalement présents dans la peau lui confèrent sa couleur. Ce sont les mélanines, l'hémoglobine et le carotène. À l'état normal, ce sont les mélanines qui jouent le rôle prépondérant. Elles sont sécrétées par des cellules dendritiques siégeant dans l'assise basale de l'épiderme appelées *mélanocytes,* que l'on rencontre aussi dans d'autres structures que la peau (oculaires – uvée, choroïde, rétine –, oreille interne, leptoméninges).

Tous les pigments mélaniques proviennent de la même voie métabolique sous la dépendance d'une enzyme, la *tyro-*

sinase, qui convertit un acide aminé, la tyrosine, en dopa puis en dopaquinone, composés auxquels seront ajoutés des dérivés soufrés (cystéïne, glutathion) pour aboutir à des cystéinyldopas qui se polymériseront ultérieurement.

La pigmentation cutanée est déterminée génétiquement, comme en témoignent les différences raciales par exemple. Il existe également un contrôle hormonal hypophysaire par le biais des MSH, du LPH et de l'ACTH. Les UVA et UVB sont capables de modifier la pigmentation constitutive de chaque individu (bronzage).

EXAMEN DERMATOLOGIQUE DE L'ENFANT

• SÉMIOLOGIE DERMATOLOGIQUE

L'observation de la peau et des muqueuses fait partie de tout examen clinique bien fait. Le tégument est souvent le reflet de maladies internes complexes, que la simple observation permet d'évoquer, sans le recours aux explorations coûteuses et fastidieuses.

Qu'il y ait ou non des « boutons », l'examen dermatologique doit toujours être conduit de la même façon, chez un enfant déshabillé des pieds à la tête, en se rappelant que « le toucher est l'œil du dermatologue ». La lésion cutanée doit être replacée dans son contexte global, clinique, diathésique et constitutionnel.

Trois facteurs permettent de caractériser une éruption :

La nature de la lésion élémentaire

Sa reconnaissance constitue le premier temps de l'examen de la peau. Cette analyse doit se faire avec patience et dans de bonnes conditions, en particulier d'éclairage.

La lésion élémentaire se recherche en périphérie lésionnelle, en ne se laissant pas abuser par une modification évolutive, par exemple surinfection d'une vésicule faisant croire à une pustule, ou ulcération liée à une érosion postbulleuse. La lésion a pu être modifiée également par les traitements locaux ou le grattage.

Le groupement lésionnel

Les lésions élémentaires peuvent être distinctes les unes des autres (noter leur disposition linéaire, annulaire, arciforme...) ou au contraire se grouper en placards. Dans ce cas, il faut soigneusement analyser le bord des plaques.

La topographie lésionnelle

Certaines dermatoses ont une localisation préférentielle, évocatrice à elle seule d'un diagnostic. Par exemple, l'eczéma atopique atteint d'abord électivement le visage, puis la face antérieure des quatre grands plis des membres ; le psoriasis se localise aux faces d'extension des membres, les intertrigos dans les autres plis.

• LES LÉSIONS ÉLÉMENTAIRES EN DERMATOLOGIE

Macules ou taches : lésions sans relief ni infiltration. Elle peuvent être :

- roses ou rouges, s'effaçant à la pression : **érythème,** lié à une vasodilatation inflammatoire. En fonction de l'aspect : érythème morbilliforme, roséoliforme, scarlatiniforme ou érythrodermie ;
- d'origine vasculaire, s'effaçant à la pression : **télangiectasies** ;
- rouges ou violacées, ne s'effaçant pas à la pression : **purpura** ;
- pigmentaires, brunes ou ardoisées, par accumulation de mélanine : **hyperchromie** ;
- achromiques, par perte localisée de mélanine : **hypo- ou achromie.**

Papules : élevures saillantes circonscrites, solides, de diamètre < 1 cm, ne contenant pas de liquide, perçues au doigt comme un ressaut. Elles peuvent être épidermiques (folliculaires ou non) ou dermiques, par infiltration œdémateuse, cellulaire ou dysmétabolique.

Nodules ou nouures : élevures rondes, saillantes et profondes, de diamètre > 1 cm, liées à une prolifération cellulaire dermo-épidermique.

Tubercules : élevures saillantes, circonscrites, enchâssées dans le derme, d'évolution prolongée et facilement couvertes d'ulcérations.

Végétations : proliférations exubérantes formant des excroissances.

Kératose : lésion sèche, épaisse, en relief, liée à un épaississement de la couche cornée.

Vésicules : soulèvement circonscrit de l'épiderme contenant un liquide clair, siégeant sur une peau saine ou érythémateuse, lié à une cavité intra-épidermique. Diamètre 1–2 mm.

Pustules : soulèvement épidermique de petite taille, folliculaire ou non, contenant du pus.

Bulles : soulèvement circonscrit, de grande taille (1–2 cm), contenant un liquide clair, séropurulent ou hémorragique, lié à une cavité intra ou sous-épidermique

Ulcérations : pertes de substance intéressant le derme profond, suivies de cicatrices.

Excoriations : érosion épidermique guérissant sans cicatrice, laissant une pigmentation transitoire.

Fissures, rhagades : érosions linéaires épidermiques et dermiques superficielles.

Perlèche : fissures des commissures labiales.

Squames : lamelles de couche cornée qui se détachent de l'épiderme. Elles peuvent être :
- furfuracées, « comme du son sur la peau »,
- micacées, adhérentes, nacrées,
- ichtyosiformes, « comme des écailles de poisson »,
- en lambeaux et « eczématiformes », associant sécheresse et suintement.

Croûtes : coagulation d'un exsudat à la surface de la peau. Elles peuvent être séreuses, purulentes ou hémorragiques.

Atrophie : amincissement de la peau qui se plisse anormalement.

Cicatrices : tissu de néoformation réparateur d'une perte de substance dermique ou consécutif à un processus inflammatoire.

Sclérose : induration de la peau effaçant rides et reliefs, impossible à plisser.

• PARTICULARITÉS CHEZ L'ENFANT

L'anamnèse

Elle est, bien sûr, fondamentale pour le diagnostic. Chez le nourrisson et le jeune enfant, l'interrogatoire direct est bien entendu impossible, il est remplacé par celui de l'entourage familial. Il devra clairement établir le mode de début, l'aspect initial des lésions, le mode d'extension de chaque élément, éventuellement les soins déjà appliqués, ainsi que les notions d'atteinte familiale héréditaire ou non. Il sera complété par l'intégration des notions renseignant sur le terrain, orientant vers une diathèse, un tempérament et une constitution. Il faut se rappeler que plus l'enfant est jeune, plus il y a carence en symptômes caractéristiques permettant une prescription ciblée. **Il faudra alors être particulièrement prudent dans la prescription homéopathique basée seulement sur les symptômes locaux,** pouvant générer une « suppression morbide » regrettable.

Les signes fonctionnels

Là encore, ils ne sont en général pas clairement exprimés, même – et paradoxalement – chez l'adolescent. Néanmoins, **le prurit,** maître symptôme en dermatologie, existe dès les premiers mois de la vie, pouvant être reconnu devant la présence de quelques excoriations ou d'un frottement du dos sur la table d'examen lors du déshabillage chez le nourrisson. Plus tard, il conviendra d'évaluer son intensité sur l'importance des lésions de grattage et la présence d'une lichénification.

Les examens complémentaires

L'intervention du spécialiste dermatologue pour prélèvement superficiel et biopsie cutanée, ainsi que les examens biologiques sanguins sont exceptionnellement nécessaires en pédiatrie homéopathique.

L'analyse sémiologique complète et la réponse au traitement sont le plus souvent suffisantes pour le diagnostic.

SUPPRESSIONS ET MÉTASTASES

Il est important, dans un traité consacré à la dermatologie pédiatrique, de rappeler un certain nombre de règles observées et confirmées par les générations d'homéopathes qui se sont succédé depuis Hahnemann. Ces règles concernent les concepts de suppression et de métastase morbide.

• DÉFINITIONS

Chaque maladie localisée n'est qu'une partie de la maladie générale.

Une **suppression** réside dans le fait de « guérir » une manifestation morbide partielle, conduisant la thérapeutique seulement par les symptômes locaux, négligeant la totalité. Le concept de suppression est habituellement rattaché intimement à celui de la **psore.**

La psore est cette diathèse qui, partagée par l'humanité dans son ensemble, tend par un mécanisme normal à l'**élimination de toxines par la peau** lorsque les émonctoires habituels (foie, rein, intestins) sont dépassés.

Un traitement parcellaire (suppression) d'une affection cutanée localisée, sans prise en compte de l'ensemble de l'économie, peut provoquer une métastase morbide souvent plus grave que la localisation première.

Une **métastase** pour un homéopathe est un changement dans la forme et dans le siège des *manifestations localisées* de la maladie. Chaque maladie localisée, en particulier à la peau, n'est qu'une partie de la maladie générale.

Ceci est à différencier des *affections locales* (*Organon*, §18 5-186) : « affections récentes résultant d'un traumatisme », qui seules sont du ressort de la chirurgie, sans entraîner de suppression.

À cette exception près, selon Hahnemann, toutes les affection cutanées relèvent d'une cause interne, qu'il faut savoir déceler et traiter homéopathiquement, c'est-à-dire en tenant compte de **l'ensemble des symptômes.**

Dans les maladies défectives avec un seul et unique symptôme, situé en particulier au niveau de la peau, il y a un risque très important de suppression, car la tentation peut être grande de ne soigner que ce symptôme.

• Alternances et périodicité

Deux maladies peuvent alterner, comme l'asthme succédant à un eczéma, alternant comme un dipôle pathologique témoignant d'une stabilité relative. Il ne s'agit pas d'une métastase, mais d'une alternance de symptômes, attestant la psore latente, dont il faut tenir compte dans la prescription.

• Guérison

Le désordre allant toujours du subtil (le vouloir : désirs et volonté) à l'épais (le corps) en passant par l'entendement (faculté de comprendre), c'est-à-dire du centre vers la périphérie, dans toute vraie guérison les symptômes vont eux aussi du centre vers la périphérie, disparaissant :

- de haut en bas,
- du dedans au dehors, des organes vitaux à ceux qui sont moins essentiels,
- dans l'ordre inverse de leur apparition.

• Maladies chroniques

Le concept de **suppression** est intimement lié à celui de la **psore primaire,** qui n'est qu'un cumul de suppressions ancestrales et individuelles.

Il ne faut pas confondre *désordre* et *maladie* : le **désordre** est la cause morbide initiale, étiopathogénique, qui est toujours centrifuge (la psore primaire), du centre vers la périphérie ; la **maladie** est la réponse de l'organisme à la cause initiale, toujours centripète, de la périphérie vers le centre (Kent).

« Les véritables maladies chroniques naturelles sont celles qui, laissées à elles-mêmes et non traitées par les moyens spécifiques, sont incessamment progressives. » *Organon* § 78.

Les causes qui précipitent l'évolution naturelle de la maladie chronique sont multiples :

- en premier, les causes d'ordre moral et affectif ;
- puis les causes occasionnelles non mentales ;
- mais les suppressions sont les véritables causes : exérèses et traitements externes, thérapeutiques chimiques n'agissant que d'une manière palliative (et toxique !) en supprimant les symptômes de la maladie sans guérir celle-ci.

Les multiples « spécialités » homéopathiques elles-mêmes peuvent masquer les symptômes et laisser la maladie évoluer, par métastases successives.

« *Il ne faut pas confondre suppression et disparition. Suppression veut dire que le symptôme disparaît mais qu'en même temps le malade se sent plus mal.* » P. Schmidt.

Pour éviter les suppressions, il faut savoir mettre en évidence les **symptômes propres au malade.** Ce sont les symptômes primitifs des *pathogénésies.*

Les symptômes reconnus comme primitifs sont :
- les illusions, les délires,
- les rêves (surtout les « grands » rêves),
- les peurs objectales,
- les étiologies (elles rendent compte d'une sensibilité du sujet à certains facteurs, qui est un défaut intrinsèque de l'énergie vitale : l'événement extérieur ne fait que le mettre en évidence),
- les symptômes des organes des sens,
- les vertiges, les paresthésies sans rapport avec la maladie organique.

On comprend qu'il soit souvent difficile de définir les

« symptômes propres au malade » en pédiatrie. Les antécédents familiaux, l'histoire de la grossesse maternelle, et l'intuition du médecin jouent alors un rôle important.

• CONCLUSION

En se basant sur les symptômes qui expriment le déséquilibre de l'énergie vitale, on peut guérir les patients. Ces symptômes sont souvent loin des symptômes de la maladie. Il ne faut jamais prescrire seulement sur les symptômes d'élimination, car cela constitue un **danger de suppression** qui entraînera une aggravation de la maladie par mutation du processus morbide.

Les médicaments d'action locale doivent toujours être intégrés dans une stratégie globale qui doit tenter de toucher **tous les niveaux d'organisation** du patient : physique, énergétique et informationnel. (Remèdes d'action locale en basse dynamisation.)

Rôle du **drainage** organotropique.

Rôle du remède **similimum.**

RÉPERTOIRE DES SUPPRESSIONS

PSYCHISME

DÉLIRE, dans la scarlatine, éruption supprimée : Ail., Apis. [0 2 0]

DÉMENCE, après éruption supprimée : Caust., Hep., Zinc. [0 3 0]

DÉMENCE, après éruptions supprimées : Caust., Hep., Sulph., Zinc., bell., stram. [0 4 2]

MANIE, supprimées, après éruptions : Caust., Hep., Zinc. [0 3 0]

TRISTESSE, avec éruption supprimée : SULPH., Psor. [1 1 0]

SOMNAMBULISME, après éruptions supprimées : Zinc. [0 1 0]

PERTE DE CONNAISSANCE, de conscience, dans la scarlatine, après suppression de l'éruption : Ail. [0 1 0]

PERTE DE CONNAISSANCE, de conscience, après suppression d'une éruption : Zinc. [0 1 0]

VERTIGES

ÉRUPTIONS, supprimées : Sulph., bell., bry., calc., carb-v., cham., hep., ip., lach., phos., rhus-t. [0 1 10]

TÊTE

DOULEURS, par éruptions supprimées : Ant-c., Mez., Psor., bry., lyc., nux-m., sulph. [0 3 4]

ŒIL

CATARACTE, après éruption supprimée : Sulph. [0 1 0]

VUE

TROUBLE faible, baisse de l'acuité visuelle, supprimé, après éruption supprimée : Calc. [0 1 0]

OREILLE

ÉCOULEMENTS, après éruption supprimée : Sulph., cist. [0 1 1]

OPACITÉ du tympan, après éruption céphalique supprimée : mez. [0 0 1]

DOULEURS, rougeole, après suppression de l'éruption d'une : puls. [0 0 1]

ÉPAISSISSEMENT, tympan, après éruption céphalique supprimée : mez. [0 0 1]

OUÏE

BAISSE de l'acuité auditive, hypoacousie, suppression d'éruptions : Ph-ac. [0 1 0]

BAISSE de l'acuité auditive, hypoacousie, suppression d'éruptions céphaliques : Mez. [0 1 0]

FACE

DOULEURS, après éruption supprimée : Dulc., Kalm., Mez., thuj. [0 3 1]

BOUCHE

ULCÈRES indolents, après suppression d'une éruption herpétique brune sur le visage : phos. [0 0 1]

RECTUM

DIARRHÉE, après éruptions supprimées : SULPH., Ant-t., Hep., Hyos., Lyc., Psor., Urt-u., bry., dulc., mez. [1 6 3]

SELLES

LIENTÉRIQUES, mal digérées, après suppression d'éruptions : Lyc. [0 1 0]

AQUEUSES, après suppression d'éruptions : Lyc. [0 1 0]

JAUNES, après suppression d'éruptions : Lyc. [0 1 0]

URINES

SANGLANTES, hématurie, après suppression d'une éruption : Sulph., ars., calc., con. [0 1 3]

APPAREIL GÉNITAL MASCULIN

HYDROCÈLE, après éruption supprimée : Abrot., Calc., Graph., hell. [0 3 1]

RESPIRATION

BLOQUÉE, coupée, apnée, arrêt respiratoire, après suppression d'éruptions : Ars., Sulph. [0 2 0]

ASTHMATIQUE, après suppression d'éruptions : PULS., Apis., Ars., Carb-v., Dulc., Ferr., Ip., Psor., Sulph., hep., sec. [1 8 2]

ASTHMATIQUE, après suppression d'un rash, éruption transitoire : Apis., Puls., acon. [0 2 1]

DIFFICILE, après suppression de l'éruption d'une rougeole : CHAM., PULS., Zinc. [2 1 0]

DIFFICILE, après suppression d'éruptions : APIS. [1 0 0]

TOUX

ÉRUPTIONS, après la suppression d' : dulc. [0 0 1]

PRURIGINEUSE, après suppression d'une éruption : psor. [0 0 1]

THORAX

PALPITATIONS cardiaques, suppression d'éruptions, après : Ars., Calc. [0 2 0]

MEMBRES

ABCÈS, genou, arthrite suppurée du genou, après éruption supprimée : Merc. [0 1 0]

PRURIT des membres supérieurs, après suppression d'éruption : Hep. [0 1 0]

DOULEURS du genou, après éruption supprimée : Sep. [0 1 0]

PARALYSIES, après suppression d'éruptions : Cupr., Dulc., Psor., Sulph., caust., hep. [0 4 2]

PARALYSIES des membres supérieurs, après suppression d'éruption : hep. [0 0 1]

PARALYSIES des membres inférieurs, à la suite de suppression d'éruptions : Hep., Psor. [0 2 0]

SOMMEIL

COMATEUX, après suppression d'éruptions : Zinc. [0 1 0]

PEAU

ANESTHÉSIE, après suppression d'éruptions : Zinc. [0 1 0]

ÉRUPTIONS herpétiques supprimées : Calc., Lach., Lyc., Sulph., alum., ambr., ars., nat-c., sep. [0 4 5]

ÉRUPTIONS, rash, éruption transitoire supprimée : ip. [0 0 1]

ÉRUPTIONS orthoergique supprimée, par pommade, onguent : SULPH., Ars., Calc., Carb-v., Caust., Dulc.,

Merc., Psor., Sel., Sep., alum., ambr., ant-c., ant-t., graph., kreos., lach., mill., nat-c., nat-m., ph-ac., sil., verat., zinc. [1 9 14]

ÉRUPTIONS supprimées : ARS., BRY., DULC., IP., KALI-BI., NUX-V., PETR., PH-AC., PSOR., STRAM., SULPH., ZINC., Ail., Apis., Ars-i., Bell., Camph., Carb-v., Caust., Cham., Cic., Cupr., Gels., Graph., Hell., Hep., Kali-s., Kreos., Lyc., Mez., Nat-c., Nux-m., Puls., Rhus-t., Sep., Staph., Tub., Tub-k., Urt-u., Viol-t., acon., agar., alum., am-c. ambr., anac., ant-c., ant-t., ars-s-f., asaf., bad., bar-c., calad., calc., caps., carb-an., chin., clem., con., cupr-a., cupr-ar., hyos., iod., kali-c., lach., laur., mag-c., mag-s., merc., mill., nit-ac., op., phos., plb., ptel., sars., sel., senec., sil., sul-ac., thuj., verat., verat-v., x-ray. [12 28 44]

ÉRUPTIONS supprimées, quand l'éruption n'arrive pas à sortir : Ail., Stram., Sulph., Zinc., am-c., ant-t., bry., cupr., dulc., psor. [0 4 6]

PRURIT, après suppression d'éruptions : Ars. [0 1 0]

GÉNÉRALITÉS

CHORÉE, après suppression de l'éruption rougeoleuse : Rhus-t. [0 1 0]

CHORÉE, à la suite d'éruption supprimée (voir rougeole) : SULPH., Caust., cupr., zinc. [1 1 2]

CONVULSIONS, supprimé, éruption : Agar., Bry., Calc., Caust., Cupr., Hyos., Stram., Sulph., Urt-u., Zinc., kali-chl., psor. [0 10 2]

HYDROPISIE, par suppression d'éruption : APIS., Ars., Hell., apoc., asc-c., dig., dulc., sulph., zinc. [1 2 6]

HYDROPISIE, par suppression d'éruption, par le froid : Ph-ac. [0 1 0]

PARALYSIE unilatérale, suppression d'éruption : Caust., Dulc., Psor., Sulph., hep. [0 4 1]

RÉACTION, manque de, après suppression, d'éruptions : ars-s-f. [0 0 1]

FATIGUE, par suppression d'éruptions : Ph-ac. [0 1 0]

FATIGUE, après suppression d'éruptions : ars-s-f. [0 0 1]

ECZÉMAS DE L'ENFANT

• DÉFINITION

L'eczéma est une maladie de la peau (son nom vient du grec *ek-zeîn* qui veut dire littéralement « bouillir au dehors ») dont la définition est essentiellement histoclinique : successivement survient un érythème dont la surface se couvre de vésicules fugaces suivies d'un suintement et d'une phase de réparation marquée par des croûtes qui, lorsqu'elles tombent, laissent une peau lisse et fine, ou une peau sèche (xérose). Sur le plan histologique, une *spongiose* du corps muqueux de Malpighi est l'élément dominant. Le prurit est constant.

La forme d'eczéma la plus fréquente chez l'enfant est la **dermatite atopique,** encore appelée eczéma atopique ou constitutionnel.

• LA DERMATITE ATOPIQUE (D.A.)

La D.A. est la dermatose la plus fréquente chez l'enfant (3 à 5 % de cette population). Par opposition au terme « topique », atopique signifie un **terrain allergique héréditaire** qui favorise la survenue de manifestations diverses (eczéma, asthme, rhume des foins...) sous l'action de facteurs d'environnement variés (chocs psychiques, infections, allergènes alimentaires ou respiratoires, polluants...).

Données physiopathologiques modernes

Un certain nombre d'éléments biologiques récents sont venus éclairer d'un jour nouveau le mécanisme de la D.A. Ils touchent trois domaines :

- ***Immunologique***
  - Déficit de l'activité *Natural killer,*
  - déséquilibre des sous-populations lymphocytaires T auxilliaires entraînant un déséquilibre TH2/TH1 aux dépens des populations TH1 (sécrétant l'IL2 et l'interféron γ), expliquant l'augmentation des récepteurs aux IgE des cellules de Langerhans et la sensibilité des atopiques aux infections bactériennes et virales,
  - élévation des IgE circulantes dirigées contre des pneumallergènes et trophallergènes ubiquitaires,
  - présence sur les cellules de Langerhans de récepteurs aux IgE, jouant un rôle dans la captation des allergènes et leur présentation aux lymphocytes, déclenchant une réaction d'hypersensibilité.
- ***Pharmacologique***
  - Baisse du rapport AMPc/GMPc cellulaire, augmentant l'activité mitotique des plasmocytes sécréteurs d'IgE, et donc leur production,
  - trouble du métabolisme des acides gras essentiels portant sur la série ω-6, lié à un déficit d'activité de l'enzyme Δ-6 *désaturase* qui permet la transformation de l'acide linoléique en acide γ-linolénique, entraînant une augmentation d'eicosanoïdes pro-inflammatoires (LTB4 et PGE2) et un déficit des fonctions barrière de la peau, avec xérose.
- ***génétique***

  L'hérédité de la D.A. est à l'évidence polygénique. Un des gènes paraît être situé sur la région q13 du chromosome 11.

Ces notions modernes contribuent certes à éclairer le mécanisme de la maladie. Mais la D.A. ne dispose malgré tout actuellement d'aucun marqueur spécifique, et **son diagnostic n'en est que clinique.**

« Physiopathologie » homéopathique

Il est troublant de constater que, si la recherche nous éclaire sur des notions de plus en plus « pointues » concernant les mécanismes intimes de la D.A., la stratégie et l'efficacité thérapeutiques ne varient pas beaucoup, pendant que la morbidité de l'affection, elle, continue de croître. Cela est probablement – et encore aujourd'hui – lié au manque de compréhension globale du phénomène. Alors que Hahnemann, il y a près de 200 ans, en avait clairement défini l'origine. Il l'avait appelé la psore.

Sans entrer dans les détails, la psore peut se définir comme une prédisposition héréditaire à répondre aux aggressions extérieures d'une manière spécifique, qui inclut :

- une tendance aux **éliminations centrifuges périphériques,** essentiellement par la peau (eczéma atopique) et par les muqueuses (rhinites, asthme...) ;
- une tendance aux **alternances morbides** et à la **périodicité** (asthme–eczéma, diarrhée–coryza, hémorroïdes–synovites...) ;
- une sensibilité particulière aux **facteurs étiologiques d'ordre moral** ou **affectif** ;
- une **tendance à l'aggravation** en étendue et en profondeur de la maladie sous l'influence des diverses thérapeutiques « suppressives », à visée symptomatique exclusive.

On voit que cette définition est tout à fait conforme à l'expérience du clinicien d'aujourd'hui.

Il semble donc qu'il y a antinomie entre les deux visions de la D.A. :

- les conséquences de la vision analytique mécaniste de l'allopathie justifiant la thérapeutique symptomatique (corticothérapie essentiellement),
- la vision synthétique et globale de l'homéopathie contribuant, elle, à bannir les traitements locaux au profit de traitements de fond.

En fait, dans la réalité, elles se complètent harmonieusement, si le médecin ne perd pas de vue qu'il est là à la fois pour soulager et pour tenter de guérir. Il puisera ainsi – dans tout l'arsenal thérapeutique disponible de son époque, homéopathique et allopathique – le traitement adapté à chaque cas pour conduire l'enfant atopique à la guérison.

Clinique

Le diagnostic de D.A. est en général aisé. L'affection débute entre le troisième et le neuvième mois, chez un bébé dont le terrain atopique est connu dans la famille, ou mis en évidence par l'interrogatoire.

– ***Dans la forme typique***

Le tableau est stéréotypé : lésions érythémateuses, inflammatoires, souvent vésiculeuses et humides, parfois suintantes ou purulentes s'il y a impétiginisation. Leur siège est caractéristique chez le nourrisson : atteinte céphalique (joues, front, menton, zones rétro-auriculaires, cuir chevelu – avec respect de la zone médio-faciale). Rapidement elles vont s'étendre vers le cou et vers les grands plis des quatre membres. Le prurit est constant, plus ou moins violent, responsable de lésions de grattage, voire de troubles du sommeil. À l'inverse, les premières lésions peuvent ne pas être caractéristiques : dartres « trichophytoïdes » du tronc ou des membres, voire simple intertrigo rétro-auriculaire traînant ou fissures du pouce sucé.

– ***Les formes a minima***

Elles associent des critères majeurs et mineurs, parmi lesquels : prurit, aspect et distribution typiques des lésions, évolution (chronique et récidivante), antécédents familiaux d'atopie, cataracte antérieure, dermographisme « blanc », positivité des réactions d'hypersensibilité immédiate, xérose ou ichtyose, pityriasis alba, kératose pilaire, pâleur du visage, cernes infra-orbitaires, plissement et fissuration des paupières, chéilite atopique, dermite des mains ou des pieds, infections cutanées répétées, bactériennes et virales, élévation des IgE sériques.

– ***Les formes associées***

Certaines associations pathologiques sont classiques :

– l'*asthme* accompagne 15 % des D.A. Il apparaît plus tardivement, vers 3 ans, sous l'influence des thérapeutiques suppressives, de la pollution, et des infections respiratoires, en particulier virales (V.R.S.) ;

- l'*intolérance alimentaire* tend à venir aujourd'hui au premier plan. Sa responsabilité varie de zéro à 60 % en fonction des études ! Elle est bien réelle pour le pédiatre de base. En effet, le nombre moyen d'allergènes alimentaires impliqués au cours de la D.A. ne cesse de croître : lait, œufs, arachide, fruits de mer, poisson, blé, céleri, porc... Tout est possible, confirmé par les tests de perméabilité intestinale effectués en hospitalisation de jour. Le traitement repose bien entendu sur l'éviction du trophallergène incriminé, amenant souvent une amélioration spectaculaire et élégante ;
- L'*urticaire* est associée dans 11 % des cas. Elle est souvent provoquée par un des aliments sus-nommés ;
- le *retard de croissance* (5 % des cas). Il est lié le plus souvent à la dénutrition secondaire aux déperditions périphériques et à certains régimes d'exclusion mal conduits ;
- la *sensibilité aux infections* est fréquente, traduisant le trouble de l'immunité. Son expression peut être sévère au cours des rares syndromes de déficits immunitaires congénitaux.

– *Les formes unilatérales*

Souvent à la suite d'une réaction cutanée à la tuberculine.

– *L'évolution*

L'évolution se fait par poussées successives, déclenchées par les éruptions dentaires ou les infection O.R.L. opportunistes, entrecoupées de rémissions plus ou moins longues. La répétition des poussées peut aboutir à la lichénification. Cette évolution cyclique peut être émaillée de complications plus ou moins graves :

- *surinfection cutanée.* Elle peut être bactérienne (impétiginisation staphylococcique en particulier, aggravant l'eczéma), fongique (surtout aux plis) ou virale, le plus souvent bénigne (varicelle, mollusca contagiosa...), mais pouvant réaliser le redoutable syndrome de Kaposi-

Juliusberg lorsque l'eczéma est contaminé par le virus herpès ;

- *infections O.R.L. récidivantes* ;
- *adénites réactionnelles* cervicales ou touchant toutes les aires ganglionnaires ;
- *dénutrition* dans les formes sévères.

– ***L'évolution lointaine*** de la D.A. est généralement favorable, si le traitement est bien conduit. Un grand nombre d'enfants est guéri avant la quatrième année. Une sécheresse cutanée, une fragilité de la peau (dermites de contact aux bijoux, cosmétiques, vêtements...), un prurit < par la chaleur peuvent persister, toutes expression de la psore primaire qu'il faudra continuer de traquer, jusque dans ses méandres affectifs inconscients. La « transformation » de l'eczéma atopique en asthme est encore une évolution trop fréquente, liée à l'entêtement médical des allopathes à ne mettre en œuvre que des thérapeutiques suppressives.

• LES AUTRES ECZÉMAS

L'eczéma de contact

Sa fréquence est sous-estimée chez le petit, où souvent l'eczéma ne fait penser qu'à une D.A. D'ailleurs les deux peuvent être associés, le nourrisson atopique risquant de développer une sensibilisation à la multitude des topiques appliqués. Le diagnostic sera évoqué devant le siège des lésions (zones de frottement, d'application d'une crème...) et leurs circonstances de survenue. La confirmation pourra se faire par la réalisation d'épidermotests. Le traitement consiste en l'éviction de l'allergène.

Les eczémas symptomatiques de maladie générale

Ils représentent l'exception : syndromes de Wiskott-Aldrich, de Buckley (hyper IgE), de Job, du « polynucléaire paresseux », syndrome pâleur-hyperthermie, acrodermatite enteropathica, maladie de Letterer-Siwe.

• TRAITEMENT

Traitement classique

Il semble que son but, encore aujourd'hui, ne paraisse guère pouvoir dépasser d'autre objectif que celui du traitement symptomatique des poussées. La **corticothérapie locale** a ainsi une place de choix, permettant de *juguler l'inflammation* et le prurit et de restaurer la phase cutanée. Elle a cependant des limites et des risques bien connus, imposant des règles strictes d'utilisation.

Lutte contre l'infection : bains quotidiens avec divers savons, « savons-sans-savon », antiseptiques (Plurexid, Septivon...), voire antibiothérapie locale ou générale.

Lutte contre la sécheresse cutanée : huiles de bain, crèmes, pommades (Atoderm, Lipikar, Xeroderm...).

Lutte contre le prurit : antihistaminiques locaux (Solubacter, Parfenac...), généraux, neuroleptiques doux (Atarax...), choix des vêtements, éviction des lessives et adoucissants.

Traitement à visée étiopathogénique : agents dégranulants, exclusion de certains allergènes, notamment alimentaires, sous surveillance rigoureuse.

Traitement homéopathique

Les grands principes :

- il doit intégrer l'ensemble des symptômes de l'enfant ;
- la peau ne doit être prise en compte qu'en deuxième intention, dans sa relation avec le cadre global ;
- il ne faut pas prescrire sur une élimination, qui risque de faire migrer le processus pathogène vers un autre organe (métastase morbide) ;
- il peut – et doit – être associé au traitement classique, local ou général, à condition d'en avoir établi clairement l'indication, d'en mesurer l'impact, et de l'inclure dans un projet (stratégie thérapeutique).

Les remèdes homéopathique seront choisis conformément à l'*aspect local de l'eczéma* et à la *philosophie générale* de l'art hahnemannien (raisonnement diathésique, recherche du similimum).

ÉRYTHÈME

BELLADONNA : peau rouge, moite, qui démange. Chaleur rayonnante. Sensation de cuisson.

APIS MELLIFICA : aspect légèrement œdématié, rosé. Douleurs piquantes < chaleur, > froid.

DOLICHOS PRURIENS : prurit très intense sur un terrain « hépatique ».

VÉSICULES

RHUS TOXICODENDRON : vésicule typique, en tête d'épingle, sur fond érythémateux.

Prurit < au grattage, < eau froide, > eau chaude et le mouvement.

CANTHARIS : grosses vésicules phlycténoïdes. Brûlures intenses > froid.

RHUS VERNIX : petites vésicules fines, brûlantes, des doigts et des mains, souvent associées à une dishydrose.

CROTON TIGLIUM : eczéma suintant très douloureux des bourses et du siège. L'enfant pleure quand on le lave. Diarrhée en jet expulsée violemment.

RANONCULUS BULBOSUS : vésicules à contenu hématique, de siège thoracique préférentiel.

ARNICA : vésicules brûlantes prurigineuses à disposition symétrique.

ANAGALLIS : vésicules prurigineuses des espaces interdigitaux et des paumes.

ANACARDIUM : vésicules au liquide irritant, avec sensation de brûlure et prurit intense.

VÉSICO-PUSTULES ET CROÛTES

MEZEREUM : eczéma croûteux, suintant, laissant sourdre un pus blanc-jaunâtre au grattage.

Eczéma impétiginisé.

GRAPHITES : eczéma suintant des plis et des commissures (rétro-auriculaires). Suintement épais, gluant, « jaune comme le miel ». Prurit nocturne < à la chaleur, bien que l'enfant soit frileux.

Gros enfants tristes et pâles

RANA BUFO : vésicopustules douloureuses d'apparition périodique. Pus sanguinolent.

Lymphangite et lymphadénopathie.

VIOLA TRICOLOR : proche de MEZEREUM. Eczéma suintant de la face et du cuir chevelu.

VINCA MINOR : atteinte de la face et du cuir chevelu. Prurit et suintement jaunâtre.

OLEANDER : lésions suintantes, visqueuses, à la racine du cuir chevelu et derrière les oreilles.

CLEMATIS ERECTA : eczéma céphalique et des extrémités. Vésicopustules au liquide corrosif.

Prurit intense < chaleur du lit et le lavage à l'eau froide.

FISSURES

PETROLEUM : fissures très douloureuses < l'hiver, touchant les extrémités, les aisselles.

Cohabitation avec des lésions suintantes.

ANTIMONIUM CRUDUM : fissures sur une peau hyperkératosique, des mains ou du visage.

NITRI ACIDUM : fissures profondes, en « coup de canif », saignant facilement, des jonctions cutanéo-muqueuses. Impression d'écharde fichée dans la chair.

SQUAMES

ALUMINA : peau sèche, indurée, craquelée, fissurée < froid et en hiver.

DRAINAGE

FUMARIA SAPONARIA HYDROCOTYLE VIOLA TRICOLOR	aa d6 ou 4 CH 10 gouttes ou 3 granules matin et soir

• DIATHÈSES

Il ne s'agit pas de citer ni de décrire de manière exhaustive tout ce qui fait la richesse de la pharmacopée homéopathique. Il s'agit de mettre l'accent sur les principaux remèdes de fond pouvant avoir une utilité dans l'eczéma de l'enfant. Tous ces remèdes partagent les symptômes locaux des médicaments déjà décrits, mais en les dépassant par leur action profonde qui en fait des polychrestes.

La psore

CALCAREA CARBONICA : correspond à la forme typique de la D.A. : eczéma sec ou suintant de l'extrémité céphalique chez un gros bébé joufflu, craintif, qui fait ses dents. Tendance à faire des rhinos, otites, souvent très fébriles (complémentaires : BELLADONNA et CHAMOMILLA).

SULFUR : chef de file de la psore. Correspond à tous types d'eczémas chez des sujets robustes < par la chaleur, par l'eau et vers 11 heures du matin. Souvent eczéma associé à d'autres dermatoses : furoncles, acné, rougeur des orifices... et à d'autres affections : laryngites, asthme, diarrhée... Il faut se méfier d'une prescription trop rapide de SULFUR haut dilué qui peut aggraver.

LYCOPODIUM : eczéma de la tête, des doigts, des fesses, chez un enfant maigre, râleur, s'accompagnant de troubles hépatiques, d'obstruction nasale, d'énurésie.

PSORINUM : remède de base de la diathèse psorique. Accompagne tôt ou tard une prescription.
Remède « débloquant ».

Le tuberculinisme

SEPIA : c'est le grand remède de l'eczéma de l'enfant. Atteinte des plis (les quatre grands plis et la zone auriculaire), d'aspect érythémato-squameux, chez des enfant solitaires, maussades, repliés sur eux-mêmes (pouce **et** « doudou » dans la bouche). Herpès circiné.

NATRUM MURIATICUM : eczéma du grand enfant ou de

l'adolescent. Siège volontiers à la racine des cheveux, en occipital, dans la région péribuccale, ou aux plis. Enfant constipé, attiré par le sel et < au bord de la mer (pityriasis alba).

ARSENICUM ALBUM : eczéma sec et squameux, avec sensation de brûlure > chaleur, < froid. Alternance asthme–eczéma. Forte anxiété avec < générale vers une heure du matin.

SULFUR IODATUM : peut être préféré à SULFUR car action plus douce. Polyadénopathie.

La sycose

DULCAMARA : dartres sèches, squameuses, prurigineuses, saignant au grattage, < froid humide.
Alternance eczéma–douleurs articulaires.

CAUSTICUM : peau blanchâtre et sale, éruption torpide, association avec des verrues larges, crénelées, suintant facilement. Cicatrisation douloureuse.

MEDORRHINUM : remède de base de la sycose. À donner en association.

Le luétisme

MERCURIUS : tendance ulcérative de l'eczéma. Adénopathies et prurit < la nuit, par la chaleur du lit. Sueurs qui ne soulagent pas.

BARYTA CARBONICA : eczéma croûteux et suintant du cuir chevelu. Hypertrophie chronique des amygdales et adénopathies cervicales. Angines à répétition, lenteur et perte de mémoire.

STAPHYSAGRIA : lésions suintantes, croûteuses, de mauvaise odeur, de la partie postérieure de la tête, des parties génitales, du pourtour des yeux et des oreilles. Les dents sont friables et se carient précocement. Enfant maussade, capricieux, coléreux, jetant les objets qui lui sont tendus.

LUESINUM : remède de base. Accompagne la prescription des autres remèdes du luétisme.

De nombreux autres remèdes sont possibles, comme en

témoigne l'extraction répertoriale qui suit. Rien d'étonnant à cela, puisque la peau, en tant qu'organe à part entière, est concernée par l'effet de la plupart des remèdes homéopathiques d'action profonde. La détermination de la bonne prescription nécessite une analyse complète des symptômes du patient et une prise en compte du résultat (deuxième prescription, améliorations, aggravations...). Cette stratégie thérapeutique doit rester conforme aux lois générales qui soustendent la philosophie de l'homéopathie.

RÉPERTOIRE DES ECZÉMAS

TÊTE

ÉRUPTIONS, eczéma (3° et 2°) : ARS., CALC., CARB-S., GRAPH., HEP., LYC., PETR., PSOR., SULPH., Agar., Ant-t., Arum-t., Aur., Bar-c., Bar-m., Caust., Cic., Cocc., Dulc., Fl-ac., Kali-bi., Kali-s., Kreos., Mez., Phyt., Rhus-t., Sars., Sil., Vinc., Viol-t..

ÉRUPTIONS, eczéma, en arrière d'une oreille à l'autre, à la limite des cheveux : SULPH., Nat-m., nit-ac., petr. [1 1 2]

ÉRUPTIONS, eczéma, occiput : CAUST., SIL., Lyc., Petr., Staph., sulph. [2 3 1]

ŒIL

ÉRUPTIONS au voisinage des yeux, eczéma : bry., sep. [0 0 2]

ÉRUPTIONS sur les paupières, eczéma : GRAPH., THUJ., Hep., Mez., clem., tell. [2 2 2]

OREILLE

ÉCOULEMENTS, purulents, avec eczéma : Calc., Lyc., Merc., Sulph. [0 4 0]

ÉRUPTIONS, eczéma : LYC., Kali-bi., Kali-s., Psor. [1 3 0]

ÉRUPTIONS, derrière les oreilles, eczéma : CALC., GRAPH., LYC., PSOR., Olnd., sulph., tell. [4 1 2]

ÉRUPTIONS, derrière les oreilles, eczéma humide : Olnd. [0 1 0]

ÉRUPTIONS, en avant de l'oreille, eczéma : ter. [0 0 1]

ÉRUPTIONS, au méat, eczéma : Psor., bor., graph., kreos., nit-ac., petr. [0 1 5]

FACE

ÉRUPTIONS, eczéma (3° et 2°) : ARS., CALC., CIC., CROT-T., DULC., GRAPH., HEP., PSOR., RHUS-T., SARS., SULPH., Anac., Ant-c., Bor., Calc-s., Carb-an., Caust., Chel., Con.,

Fl-ac., Iris., Kali-ar., Kreos., Lach., Lyc., Merc., Mez., Petr., Ph-ac., Sep., Syph., Viol-t..

ÉRUPTIONS, eczéma saignant : Ars., Hep., Lyc., Merc., Petr., Sulph., alum., dulc., psor., sep. [0 6 4]

ÉRUPTIONS, eczéma brûlant : Cic., Viol-t. [0 2 0]

ÉRUPTIONS, eczéma fétide : lyc. [0 0 1]

ÉRUPTIONS, eczéma, à la chaleur du poêle : ANT-C. [1 0 0]

ÉRUPTIONS, eczéma, comme du miel séché : CIC., Ant-c., mez. [1 1 1]

ÉRUPTIONS, eczéma, à la limite des cheveux : SULPH. [1 0 0]

ÉRUPTIONS, eczéma humide : GRAPH., LYC., Cic., Petr., Psor., Rhus-t. [2 4 0]

ÉRUPTIONS, eczéma, chez les mères qui allaitent : sep. [0 0 1]

ÉRUPTIONS, eczéma du menton : Cic., Merc-i-r., bor., graph., phos., rhus-t., sep. [0 2 5]

ÉRUPTIONS, eczéma, s'étendant à partir de l'oreille : ars. [0 0 1]

ÉRUPTIONS, eczéma, s'étendant à partir de l'occiput : Lyc., sil. [0 1 1]

ÉRUPTIONS, eczéma, bouche : Arund., Graph., Hep., Mez., Nat-m., Rhus-t., lyc., mur-ac., sil. <0 6 3>

ÉRUPTIONS, eczéma, bouche, autour de la : Mez., Nat-m., mur-ac. [0 2 1]

ÉRUPTIONS, eczéma, bouche, angles de la : Arund., Graph., Hep., Rhus-t., lyc., sil. [0 4 2]

ÉRUPTIONS, eczéma du nez : Ant-c., Cist., Sep., caust., nit-ac., rhus-t., spig., sulph. [0 3 5]

ÉRUPTIONS, eczéma du nez, fissure de l'aile droite : Thuj. [0 1 0]

RECTUM

ÉRUPTIONS, péri-anales, eczéma : graph., nat-m., nit-ac., petr. [0 0 4]

ÉRUPTIONS, périnéales, eczéma : brom., petr. [0 0 2]

APPAREIL GÉNITAL MASCULIN

ÉRUPTIONS, eczéma : Crot-t., Dulc., Graph., Lyc., Ph-ac., arg-n., ars., aur., caust., chel., hep., merc., nat-m., nit-ac., petr., rhus-t., sars., sep., sil., sulph., thuj. [0 5 16]

ÉRUPTIONS, du pénis, prépuce, eczéma : Hep., Sep., Sulph., aur., caust., dulc., graph., merc., nit-ac., ph-ac., sars., sil. [0 3 9]

ÉRUPTIONS, du scrotum, eczéma : Crot-t., Graph., Petr., calc., nat-m. [0 3 2]

ÉRUPTIONS, du scrotum, eczéma rubrum : chel. [0 0 1]

ÉRUPTIONS, du scrotum, eczéma, entre les cuisses : Nat-m., Petr. [0 2 0]

APPAREIL GÉNITAL FÉMININ

ÉRUPTIONS, eczéma : Dulc., Petr., caust. [0 2 1]

THORAX

ÉRUPTIONS, eczéma : GRAPH., PSOR., SULPH., Calc., Carb-v., Petr., anac., calc-s., cycl., hep., kali-s. [3 3 5]

ÉRUPTIONS, de l'aisselle, eczéma : PSOR., Hep., Nat-m., jug-r., merc., petr., sep. [1 2 4]

ÉRUPTIONS, des seins, eczéma : anac. [0 0 1]

ÉRUPTIONS, des seins, mamelons, eczéma : Graph. [0 1 0]

DOS

ÉRUPTIONS, eczéma : Sil., arn., merc. [0 1 2]

ÉRUPTIONS, eczéma, région cervicale : Lyc., Sil., anac., psor. [0 2 2]

MEMBRES

ÉRUPTIONS, eczéma : Anil., Ars., Psor., arn., kali-br., merc. [0 3 3]

ÉRUPTIONS, articulations, eczéma : led., phos. [0 0 2]

ÉRUPTIONS, articulations, plis articulaires, eczéma : GRAPH., Sep., Sulph., am-c., led., merc. [1 2 3]

ÉRUPTIONS, des membres supérieurs, eczéma : Canth., Merc., Psor., Sil., graph., hell., mez., phos. [0 4 4]

ÉRUPTIONS, de l'épaule, eczéma : petr. [0 0 1]

ÉRUPTIONS, du coude, eczéma : brom. [0 0 1]

ÉRUPTIONS, du coude, pli du coude, eczéma : PSOR., Cupr., Graph., Mez. 3 0]

ÉRUPTIONS, de l'avant-bras, eczéma : Graph., Merc., Mez., Sil., thuj. 4 1]

ÉRUPTIONS, du poignet, eczéma : Jug-c., Mez., Psor. [0 3 0]

ÉRUPTIONS, de la main, eczéma : GRAPH., Canth., Jug-c., Merc., Mez., Nit-ac., Sil., ars., clem., lyc., phos. [1 6 4]

ÉRUPTIONS, de la main, du dos des mains, eczéma : MEZ., Graph., Jug-c., Merc., Sep., nat-c., phos. [1 4 2]

ÉRUPTIONS, des doigts, eczéma : Lyc., sil., staph. [0 1 2]

ÉRUPTIONS, des doigts, eczéma douloureux : arn. [0 0 1]

ÉRUPTIONS, des membres inférieurs, eczéma : Anil., Bov., Petr., Psor., Rhus-t., apis., arn., ars., chel., jug-r., kali-br., merc. [0 5 7]

ÉRUPTIONS, de la cuisse, eczéma : Rhus-t., petr. [0 1 1]

ÉRUPTIONS, du genou, eczéma rubrum : anil., arn., rhus-t. [0 0 3]

ÉRUPTIONS, du genou, du creux poplité, eczéma : Graph. [0 1 0]

ÉRUPTIONS, de la jambe, eczéma : ARS., GRAPH., PETR., SULPH., Apis., Lach., Lyc., Merc., Nat-m., Rhus-t., Sars., carb-v., kali-br., led. [4 7 3]

ÉRUPTIONS, de la jambe, du mollet, eczéma : Graph. [0 1 0]

ÉRUPTIONS, de la cheville, eczéma : Chel., Psor., nat-p. [0 2 1]
ÉRUPTIONS, du pied, du dos du pied, eczéma : Psor., merc. [0 1 1]
DOULEURS brûlantes de la main, dans l'eczéma : Merc. [0 1 0]
GONFLEMENT de la main, avec eczéma : psor. [0 0 1]

PEAU

ÉRUPTIONS, eczéma (3° et 2°) : ARS., ARS-I., BAR-C., CALC., CALC-S., CIC., CROT- T., DULC., GRAPH., HEP., JUG-C., JUG-R., LAPPA-M., MEZ., OLND., PSOR., RHUS-T., SUL-I., SULPH., Aur m., Calad., Calc-p., Carb-v., Caust., Chel., Cist., Con., Hydrc., Iris., Kali-ar., Kali-c., Kali-chl., Kali-s., Lith., Lyc., Merc., Mur-ac., Nat-c., Nat-s., Phyt., Ran b., Sars., Sep., Sil., Staph., Syph., Thuj., Viol-t.

ÉRUPTIONS, eczéma, alternant avec affections internes : Graph. [0 1 0]

ÉRUPTIONS, eczéma des enfants : CALC., CROT-T., VIOL-T., Ars., Bar-c., Bell., Brom., Calc-p., Hep., Lyc., Psor., Rhus-t., Sil., Sulph., alum., am-c., ant-c., ant-t., caust., cur., dulc., graph., mez., nat-m., nit-ac., olnd., petr., sars., staph. [3 11 15]

ÉRUPTIONS, eczéma, agg. par les règles : mang. [0 0 1]

PSORIASIS ET DERMATOSES SÈCHES

• Introduction

Le psoriasis est une pathologie chronique fréquente touchant de 3 à 15 % de la population générale en fonction des statistiques. Il débute dans l'enfance dans un tiers des cas, 15 % avant 10 ans. C'est une affection familiale – comme en témoigne la présence du « trait » psoriasique chez les ascendants ou les collatéraux –, en liaison avec certains antigènes du système HLA (HLA-B17 en particulier).

Le psoriasis de l'enfant est à prédominance masculine (sex-ratio = 2/1).

• Clinique

Dans sa forme typique

La lésion élémentaire est une tache érythémato-squameuse arrondie.

La couche squameuse superficielle est blanche, parfois nacrée, avec des squames de tailles différentes. Le grattage des squames permet de constater un blanchiment net de la lésion (signe « de la bougie ») suivi de fines gouttelettes hémorragiques (signe « de la rosée sanglante »). La tache érythémateuse est visible à la périphérie de la plaque, souvent rosée. Elle peut être entourée d'un halo clair. La lésion psoriasique est rarement prurigineuse. La forme habituelle, avec atteintes siégeant au niveau des coudes, genoux, sacrum, est rare chez le jeune enfant.

L'évolution se fait par poussées déclenchées par certains facteurs bien connus : épisode infectieux, vaccination, traumatisme psychique, épisode fébrile, infection virale, angine...

Signalons :

- d'une part, l'importance du **phénomène de Koebner** : localisation d'une dermatose de caractère psoriasiforme inflammatoire sur une zone cutanée traumatisée (cicatrices, excoriations, piqûres d'insectes, zones de vaccination ou de tests tuberculiniques...) ;
- d'autre part, le **caractère psychodépendant** de la poussée psoriasique. L'état de stress aigu ou chronique est un facteur favorisant l'installation du psoriasis.

Les formes cliniques

– *Psoriasis du nourrisson*

Il est rare (2 à 10 % des psoriasis), et de diagnostic difficile à cet âge. L'expression la plus fréquente de cette affection chez le nourrisson est le « **napkin psoriasis** » : érythème fessier chronique, récidivant, *résistant aux antifongiques,* et s'améliorant rapidement avec l'éviction temporaire des couches. Le psoriasis du nourrisson peut également se présenter sous l'aspect d'une dermite séborrhéique ou d'une maladie de Leiner Moussus. Il faudra alors savoir chercher chez ce nourrisson des formes frustes de psoriasis : ponctuation unguéale, pseudo-teigne du cuir chevelu, pulpites fissuraires touchant un doigt (celui que le bébé suce, en général), lésions érythémato-squameuses de la nuque, desquamation palmo-plantaire.

– *Psoriasis de l'enfant*

Il se présente le plus souvent sous la forme d'un psoriasis vulgaire, avec des plaques érythémato-squameuses bien limitées typiques. Les aspects particuliers chez l'enfant sont l'atteinte du visage (érythème symétrique « en aspect de clown »), le psoriasis en gouttes (éruption de petites lésions érythémato-squameuses disséminées sur le tronc et les membres, souvent précédée par une infection streptococcique) et l'atteinte unguéale, avec sa classique ponctuation « en dé à coudre ».

– *Formes topographiques et évolutives*

- *Psoriasis des plis :* de topographie inverse, il touche tous les plis, mais il faut savoir l'évoquer devant la présence de plaques rouges discrètement squameuses de l'ombilic, des plis sous-mammaires ou des sillons inter-digitoplantaires.

- *Psoriasis du cuir chevelu :* imitant les teignes tondantes (mais épargnant le cheveu, à la différence des trichophyties), il peut être de diagnostic difficile, nécessitant un examen mycologique. Il guérit sans laisser d'alopécie cicatricielle.
- *Psoriasis palmo-plantaire :* formes pustuleuse des extrémités, ou sèche et fissurée des pulpes (aggravée par le contact avec les textiles ou les matières synthétiques des chaussettes et des souliers), ou encore « clous psoriasiques », voire véritable kératodermie psoriasique diffuse des extrémités, rare chez l'enfant.
- *Psoriasis des ongles :* fréquente et rarement isolée. Érosions cupuliformes « en dé à coudre », stries transversales, perte de transparence ou décollement de l'ongle sont tous en rapport avec l'atteinte psoriasique du lit de l'ongle.
- *Psoriasis des muqueuses :* surtout langue géographique ou « annulus migrans », voire leucoplasie de la muqueuse jugale ou atteinte « micacée » du gland.
- *Psoriasis pustuleux :* soit généralisé, simulant une infection devant une fièvre élevée s'accompagnant d'une éruption érythémato-pustuleuse en nappe, soit localisé aux pieds et aux mains, avec poussée de pustulettes récidivantes.

• PHYSIOPATHOLOGIE

Le psoriasis est une maladie proliférative bénigne dont la physiopathologie est pour l'instant réduite à des hypothèses. En particulier, la nature de la relation peau–stress reste un complet mystère.

Histogenèse

Les anomalies qui conduisent à la lésion psoriasique se situent dans l'épiderme où les mitoses voient leur nombre augmenté de 9 à 12 fois, entraînant une augmentation de la rapidité de renouvellement (2 à 4 jours au lieu de 28).

Facteurs étiologiques

- *Génétiques :* ils sont universellement connus et reconnus. La transmission serait autosomique dominante. L'étude des antigènes d'histocompatibilité a montré de fortes associations entre psoriasis et augmentation des antigènes du deuxième locus, HLA B13 et B17, CW6 du troisième locus et DRW7 du quatrième locus.
- *Rôles des infections bactériennes :* 30 % des psoriasis de l'enfant débutent à la suite d'épisodes infectieux rhinopharyngés, en particulier à streptocoques (rôle du terrain luétique ?).
- *Facteurs psychologiques :* le rôle des chocs émotifs est devenu classique. Il existerait un profil psychologique particulier : obsessionnel et dépressif, ou anxieux à tendance phobique.

Biochimie et immunologie

Les anomalies biochimiques sont nombreuses, touchant entre autres les nucléotides cycliques intracellulaires (baisse du rapport AMPc/GMPc) et le métabolisme de l'acide arachidonique (baisse du rapport PGE/PGF, augmentation de l'activité de la phospholipase A2...). Les anomalies immunologiques sont elles aussi très nombreuses : citons la présence d'auto-anticorps anti stratum corneum, augmentation des IgA, des IgE (30 % des psoriasiques), déficit de l'immunité cellulaire, augmentation de l'activité des polynucléaires, réduction du nombre de cellules de Langerhans.

Autres facteurs

- *Médicamenteux :* certains médicaments peuvent déclencher une poussée de psoriasis : anti-inflammatoires non stéroïdiens, bêta-bloquants, sels de lithium.

- *Rôles des rétrovirus :* récemment des particules ressemblant aux rétrovirus ont été retrouvées dans la peau, les urines et les lymphocytes de sujets psoriasiques. La présence de **transcriptase reverse** qui permet à ces virus d'intégrer leur propre génome dans celui de la cellule hôte, les rendant capables de se transmettre de génération en génération, pourrait expliquer la transmission génétique de la maladie.

Physiopathologie homéopathique

Chez l'enfant, le psoriasis est rarement *sycotique* (développement lent, atteinte articulaire), mais essentiellement *psoro-tuberculinique,* survenant volontiers chez des sujets longilignes asthéniques et déminéralisés, ou des nourissons présentant des antécédents ou des symptômes de la constitution phosphorique. Cette maladie, comme nous l'avons vu, est en rapport avec un terrain particulier, révélé par une pathologie sous-jacente. On ne pourra la guérir qu'en soignant l'ensemble, sans se polariser sur la peau. Et il semble que l'homéopathie soit une thérapeutique de premier choix pour ce type d'affection.

• TRAITEMENT

Classiquement, aucun « miracle » ne doit être attendu de la thérapeutique. On dit qu'on ne guérit pas un psoriasis, on le « blanchit » (évolution cyclique à rechutes). C'est ignorer la puissance et la profondeur d'action de l'homéopathie, dont les résultats sont constants et durables, pour celui qui sait l'intégrer dans sa panoplie et l'appliquer conformément aux règles hahnemanniennes.

Traitement classique

Différents moyens sont à la disposition du médecin : réducteurs doux (éosine), préparations cadiques et goudrons, acide salicylique (avec ses risques d'acidose chez l'enfant), corticoïdes locaux de bas niveau d'activité (la « grande panacée » de l'arsenal thérapeutique allopathique, qui seraient logiquement à proscrire !), photochimiothérapie par les U.V.A., les U.V.B., les rétinoïdes, et enfin, le soleil et les vacances, suprême ordonnance, issue de la connaissance approfondie des mécanismes biologiques intimes qui sous-tendent le développement du psoriasis !

Traitement homéopathique

Il permet la prise en compte de l'enfant malade comme une totalité souffrante, et, par là même, une efficacité thérapeutique douce, profonde, sans risque de iatrogénicité. Les médicaments seront choisis en fonction de leur similitude globale, loco-régionale et psychique, sous peine d'échec thérapeutique ou de métastase morbide.

– ***Remèdes d'action locale***

BORAX : psoriasis du bout des doigts chez des enfants sujets au vertige.

TEUCRIUM MARUM : psoriasis des ongles. Polypose nasale et prurit anal.

PHYTOLACCA : psoriasis débutant au cuir chevelu puis se généralisant.

NATRUM ARSENICOSUM : psoriasis de la face antérieure du thorax ou du bas du dos. Prurit < chaleur.

MANGANUM ACETICUM : atteinte papuleuse sèche et pruriante des plis chez des jeunes filles pubères avec irrégularité des règles.

CARBOLIC ACIDUM : lésions très inflammatoires, avec peu de squames, saignant au grattage.

ASTERIAS RUBENS : lésions du thorax et du bras gauche chez des enfants nerveux, anxieux.

ARNICA : psoriasis à disposition symétrique, avec prurit et sensation de brûlure.

KALIUM ARSENICOSUM : éruption sèche, fine, très pruriante, < la nuit, > par la chaleur, avec fissuration de plis de flexion.

ARSENICUM IODATUM : exfoliation en larges squames laissant dessous une surface suintante.

CHRYSAROBINUM : éruption croûteuse et squameuse des oreilles, des membres et du pourtour des yeux.

IRIS VERSICOLOR : petites taches squameuses, brillantes, touchant surtout coudes, genoux et cuir chevelu. Acidité de tous les segments digestifs.

CINNABARIS : psoriasis des plis. Peau rouge sombre, cuivrée.

– *Drainage*

À utiliser systématiquement pour éviter les aggravations initiales liées à l'action des polychrestes :

HYDROCOTYLE ASIATICA BERBERIS AQUIFOLIUM USTILAGO MAÏDIS PETROLEUM ZEA ITALICA	ââ D6 10 gouttes ou 3 granules matin et soir 10 jours par mois pendant 3 mois.

– *Remèdes d'action générale*

ARSENICUM ALBUM : reproduit dans sa pathogénésie l'aspect du psoriasis vulgaire (« similitude anatomo-pathologique »). Desquamation fine, de type pityriasique. Peau sèche, rugueuse. Douleurs brûlantes < froid, > chaleur. Enfant anxieux, méticuleux, questionnant sur la mort, la maladie et la vieillesse, se réveillant la nuit vers 1 heure pour aller dans la chambre des parents, sujet à l'alternance de problèmes cutanés et respiratoires.

SEPIA : enfant mélancolique, s'isolant pour jouer et ne participant que de mauvaise grâce aux activités collectives. Aspect circiné des lésions. Psoriasis des ongles et des plis.

PHOSPHORUS : grand polychreste du psoriasis. Enfant vif, grand, élancé (« ayant grandi trop vite »), dolichocéphale, anxieux, percevant tout comme un danger potentiel, ayant constamment besoin d'être rassuré. « Coups de pompe », vomissements acétonémiques, désir de sel.

NATRUM MURIATICUM : psoriasis (plis des membres, derrière les oreilles, marge du cuir chevelu) chez un enfant introverti, « qui ne se raconte pas », sujet à la rumination et au chagrin silencieux. Langue géographique (« annulus migrans »), désir de sel, aggravation par l'air marin.

LYCOPODIUM : maître remède de la sphère hépato-rénale. Éruptions sèches, squameuses, de teinte cuivrée, chez des enfants autoritaires, susceptibles, jaloux, très accrochés à leur mère.

FLUORIC ACIDUM : lésions croûteuses diverses, xérose, prurit intense et rebelle < chaleur, > froid, avec altération des phanères et des dents.

PSORINUM : peau malsaine, sèche ou suintant par endroits, mauvaise odeur générale et des sécrétions. Frilosité, aggravation à l'automne. Chef de file de la psore. Remède « débloquant », pouvant accompagner toute prescription.

SULFUR : peut être donné en haute dynamisation korsakovienne dans les formes traînantes, qui réagissent mal au traitement, ou sur les signes caractéristiques du remède.

TUBERCULINUM RESIDUUM : prescrit en 5 CH, 5 granules tous les 7 jours, la co-administration de T.R. paraît un important facteur de réussite.

Il faut retenir que les plus belles guérisons sont obtenues avec les médicaments qui « collent » le plus au tableau complet de l'enfant, conformément à la règle de la similitude hahnemannienne.

RÉPERTOIRE DU PSORIASIS

TÊTE

ÉRUPTIONS, squames, de grande taille, psoriasis : CALC., GRAPH., LYC., SEP, SULPH., cic., led., merc., olnd. [5 0 4]

ŒIL

ÉRUPTIONS près des sourcils, psoriasis : Phos. [0 1 0]

FACE

ÉRUPTIONS, psoriasis des sourcils : Phos. [0 1 0]

APPAREIL GÉNITAL MASCULIN

ÉRUPTIONS du scrotum, psoriasis : Nit-ac., Petr., thuj. [0 2 1]

DOS

ÉRUPTIONS, psoriasis en plaques : Mez., calc., kali-ar. [0 1 2]

MEMBRES

ÉRUPTIONS des membres supérieurs, psoriasis : Iris., Kali-s., kali-ar., rhus-t., sil. [0 2 3]

ÉRUPTIONS du coude, psoriasis en plaques : Iris., Kali-s., Phos., kali-ar. [0 3 1]

ÉRUPTIONS de l'avant-bras, psoriasis : Rhus-t. [0 1 0]

ÉRUPTIONS de la main, psoriasis diffus : PETR., Ars., Calc., Clem., Graph., Lyc., Rhus-t., Sulph., kali-bi., mez. [1 7 2]

ÉRUPTIONS de la main, du dos des mains, psoriasis chronique : GRAPH., PETR., Ars., Lyc., Maland., Phos., Rhus-t., Sulph., aur., bar-c., hep., phyt., sars. [2 6 5]

ÉRUPTIONS de la main, du dos des mains, psoriasiformes : Ars., Merc., aur., phos. [0 2 2]

ÉRUPTIONS de la main, de la paume des mains, psoriasis : PHOS., Clem., Lyc., Merc., Mur-ac., Nat-s., Psor., Sel., Sulph., aur., calc., crot-h., graph., hep., kali-s., petr., sars., sil., sul-ac., x-ray. [1 8 11]

ÉRUPTIONS de la main, de la paume des mains, « syphilides » psoriasiformes : Ars., Ars-i., Merc., Sel., aur., phos. [0 4 2]

ÉRUPTIONS des doigts, psoriasis : lyc., teucr. [0 0 2]

ÉRUPTIONS des doigts, de l'index, psoriasis : anag., teucr. [0 0 2]

ÉRUPTIONS des doigts, du majeur, psoriasis : anag. [0 0 1]

ÉRUPTIONS du genou, psoriasis : Iris., Phos. [0 2 0]

ÉRUPTIONS de la jambe, psoriasis : PHOS., kali-ar. [1 0 1]

ÉRUPTIONS du pied, de la plante du pied, psoriasis : Phos. [0 1 0]

PEAU

ÉRUPTIONS, psoriasis : ARS-I., LYC., PHYT., SEP., Am-m., Ars., Calc., Calc-s., Canth., Chin., Clem., Fl-ac., Iris., Kali-ar., Kali-c., Kali-s., Lob., Mang., Merc., Mez., Nit-ac., Petr., Phos., Psor., Puls., Rhus-t., Sarr., Sars., Sil., Sulph., agar., alum., am-c., ambr., ant-c., aur., bell., bor., bry., bufo., carb-ac., cic., cor-r., cupr., dulc., graph., hep., hydrc., hyos., iod., kali-br., kali-p., led., mag-c., merc-c., merc-i-r., merc-sul., nuph., olnd., ph-ac., plb., ran-b., staph., tell., teucr., thuj. [4 26 36]

ÉRUPTIONS, psoriasis diffus, généralisé : Graph., Mez., ars., ars-i., bor., calc., cic., clem., dulc., lyc., merc-i-r., mur-ac., rhus-t., sulph., thuj. [0 2 13]

ÉRUPTIONS, psoriasis invétéré : Kali-ar., Mang., Sep., Sil., calc., carb-ac., clem., merc., petr., puls., rhus-t., sulph. [0 4 8]

ÉRUPTIONS, psoriasis luétique : ARS-I., MERC., PHYT., Ars., Cor-r., Nit-ac., Sars., aur., kali-br., thuj. [3 4 3]

URTICAIRES

• DÉFINITION

L'urticaire est une réaction cutanée inflammatoire aux mécanismes complexes, caractérisée par une papule œdémateuse et prurigineuse rapidement régressive, traduisant la libération d'*histamine*. Ses causes sont multiples, et parfois difficiles à mettre en évidence.

• PHYSIOPATHOLOGIE

Les médiateurs

L'*histamine* joue le rôle principal. Elle dilate les micro-artérioles et favorise la fuite liquidienne hors du lit circulatoire. Elle est soit apportée par l'alimentation, soit stockée puis libérée par les *mastocytes* et les polynucléaires basophiles.

De nombreux autres médiateurs peuvent être en cause : acétylcholine, sérotonine, kinines, médiateurs lipidiques (leucotriènes, PAF-acéther...), complément, plasmine, ECF-A, médiateurs d'origine nerveuse (substance P).

Les mécanismes

Ils sont de deux ordres :

– ***Immunologiques :***
Hypersensibilité de type anaphylactique, ou par activation du complément.

– ***Non immunologiques :***

– action pharmacologique de nombreuses substances (peptone, blanc d'œuf – voir les expériences de Benveniste avec l'ovalbumine sur le cœur perfusé de cobaye –, venins, extraits tissulaires, médicaments – surtout les amines –, antibiotiques, curarisants...),

– activation non-immunologique du complément, comme le réalisent par exemple les endotoxines des bactéries Gram-négatif et le venin de cobra,

– défaut d'inhibiteurs de médiateurs de protéases (plasmine, thrombine, fraction C1 du complément...),

– mécanisme cholinergique.

Il existe en fait une **grande variabilité** des mécanismes en cause dans le déclenchement de l'urticaire.

• Clinique

Aspect typique

L'éruption est caractérisée par des papules ou plaques prurigineuses, saillantes, de taille variable, à contours bien limités. Elles sont rosées, de consistance élastique, avec souvent un centre clair.

Leur nombre est variable et, dans les zones où le tissu cellulaire sous-cutané est lâche (paupières, lèvres, scrotum), s'associe un œdème sous-cutané important. Le prurit est constant, *sauf chez le nourrisson.*

L'évolution est caractéristique : apparition brutale des éléments, parfois précédée de prurit, persistance pendant quelques minutes ou quelques heures, puis disparition sans laisser de trace, alors que d'autres éléments apparaissent. Cette éruption dure de quelques heures à quelques jours, parfois quelques semaines – il faut savoir prévenir les mères –, voire des années (formes chroniques, exceptionnelles chez l'enfant). Les récidives ne sont pas rares.

Formes cliniques

- ***Formes circinées :***
  Anneaux de taille variable, à centre clair entouré d'un halo érythémateux, réalisant l'urticaire marginée aberrante de Marfan, fréquente chez l'enfant.

- ***Urticaire du nourrisson :***
  Le derme étant moins dense que celui de l'adulte, l'urticaire est le plus souvent œdémateuse ou hémorragique chez le nourrisson.

- ***Urticaire cholinergique :***
  Elle est fréquente, caractérisée par de petites papules entourées d'un halo érythémateux, situées sur le thorax. Elles surviennent d'ordinaire après toute situation entraînant une augmentation de la température centrale : effort, exposition à la chaleur, ingestion de boissons chaudes, émotions fortes. Parfois, à l'inverse, l'urticaire est déclenchée par une exposition au froid, surtout le vent froid, débutant aux extrémités puis se généralisant.

- ***Œdème de Quincke :***
  Ou œdème angio-neurotique, caractérisé par sa bouffissure ferme blanchâtre touchant tous les territoires, mais principalement les muqueuses avec troubles de la parole, de la déglutition, et risque d'asphyxie par œdème de la glotte. Il réalise une des grandes urgences de la médecine infantile.

- ***Vascularites urticariennes :***
  Connues en pédiatrie sous l'aspect de l'œdème aigu hémorragique du nourrisson, qui peut associer fièvre, arthralgies, douleurs abdominales, ecchymoses et, biologiquement, présence de complexes immuns.

- ***Formes associées :***
  L'histamine libérée dans la poussée d'urticaire peut être responsable de manifestations générales : rhinite allergique, conjonctivite, asthme, gastrite, dyspnée laryngée, conditionnant le degré d'urgence de l'intervention médicale.

• ÉTIOLOGIES

Dans tous les cas, l'interrogatoire est précieux. On peut s'aider d'examens paracliniques judicieusement choisis en fonction du contexte, en particulier dosage des IgE totales et spécifiques, Prick-tests, bilan immunologique.

Urticaires physiques

De nombreux agents physiques peuvent déclencher une poussée d'urticaire. La susceptibilité est sous la dépendance de facteurs génétiques encore mal connus.

- ***Dermographisme :***
  Créé par la friction ou par grattage, il réalise la « triade de Lewis » : érythème, puis œdème, puis extention à distance par réflexe d'axone. Le dermographisme peut être isolé, ou associé à d'autres manifestations allergiques.

- ***Urticaire retardée à la pression :***
  Elle apparaît 3 à 12 heures après une pression forte, siégeant aux zones de contrainte mécanique (pieds après la marche, mains après le port d'un cartable...).

- ***Urticaire solaire :***
  Elle est assez fréquente chez les enfants appartenant à la diathèse tuberculinique. On retrouve souvent chez eux la notion de problèmes avec la vaccination par le B.C.G. Elle survient sur les parties découvertes dans les minutes qui suivent l'exposition solaire (UVA et UVB), dont la durée conditionne l'intensité de l'éruption. Le diagnostic différentiel doit être fait avec la *lucite estivale bénigne* qui survient dans les heures ou les jours qui suivent l'exposition.

- ***Urticaire au chaud :***
  Le plus souvent elle est de mécanisme réflexe au chaud, du type cholinergique décrit plus haut. Fréquente, elle peut s'accompagner de céphalées, de manifestations digestives ou pulmonaires, voire d'angio-œdème. Le terrain joue ici encore un rôle important, étant donné la grande fréquence de dérèglements psycho-affectifs ou de la spasmophilie chez ces enfants.

– ***Urticaire au froid :***
Urticaire réflexe au froid, de mécanisme cholinergique lui aussi, voire urticaire de contact au froid ou l'exceptionnelle forme familiale à transmission autosomique dominante.

Urticaires de contact

Elles sont de loin les plus fréquentes, tellement banales qu'elles n'amènent pas toujours à consulter (orties, méduses...). Elles sont déclenchées par le contact avec des éléments végétaux ou animaux, ou des substances chimiques bien définies. Elles peuvent malgré tout déclencher un choc anaphylactique, et doivent donc être connues et prises au sérieux.

Urticaires communes

Elles sont liées à des causes générales multiples, souvent intriquées.

– ***Causes médicamenteuses :***
De nombreuses molécules peuvent provoquer une urticaire. La plus connue est la **pénicilline** – et ses dérivés, y compris ceux contenus en petites quantités dans le lait et les produits laitiers.

– ***Causes alimentaires :***
De nombreux aliments peuvent provoquer des urticaires, surtout aiguës. Citons : fraises, poissons, coquillages, céréales, lait, œufs, additifs alimentaires (colorants, conservateurs...). Il s'agit soit d'un mécanisme allergique vrai (intérêt de la recherche d'IgE spécifiques) ou faux (histamine ou produit histamino-libérateur présent dans l'aliment).

– ***Causes infectieuses :***
Candida albicans, dermatophytes, foyers bactériens (O.R.L., urinaires...), parasitoses digestives (oxyures, giardia intestinalis, ascaris, amibes...), virus (hépatites, M.N.I., coxackie...) peuvent tous déclencher des poussées d'urticaire.

– ***Causes respiratoires :***
Les pneumallergènes peuvent exceptionnellement provoquer une urticaire.

- ***Causes systémiques :***
  Maladie de Still, surtout chez l'enfant.

-***Facteurs psychiques :***
  Ils sont importants et mal élucidés par la science. C'est dire l'importance de l'homéopathie, qui, en dehors du contexte de l'urgence mettant en jeu le pronostic vital, s'avère l'auxilliaire la plus précieuse du pédiatre, dans sa capacité à prendre en compte l'ensemble des symptômes, y compris ceux de la psyché.

Urticaires d'origine génétique

Citons le syndrome de Muckle et Wells, associant urticaire, arthrites, surdité de perception et néphropathie amyloïde.

Urticaires polyfactorielles

Les diverses causes d'urticaire peuvent s'associer. Le terrain génétique, orientant la sensibilité individuelle propre à chaque patient face aux facteurs environnants, est le déterminant principal. C'est lui qui conditionne le tempérament, facteur clé du déclenchement des urticaires. Il semble que la **possibilité d'action globale de l'homéopathie** soit un apport décisif dans le traitement de bon nombre d'affections dermatologiques.

Urticaires idiopathiques

Dans 30 à 70 % des cas, aucune cause n'est retrouvée. C'est dire encore une fois l'importance du traitement de fond homéopathique.

• TRAITEMENT

Traitement classique

Il est basé sur la suppression de la cause déclenchante lorsqu'elle est connue et la prescription d'antihistaminiques classiques (anti-H1), les anti-H2 n'ayant que peu d'intérêt en raison de leur mode d'action. Les corticoïdes n'ont qu'une efficacité limitée (ils sont pourtant très souvent prescrits !). Les traitements locaux (eau vinaigrée, menthol...) visent à atténuer le prurit.

Le traitement de choix de l'œdème de Quincke est constitué par les corticoïdes.

Le traitement du choc anaphylactique repose sur l'adrénaline et l'expansion volémique en extrême urgence dans un premier temps, suivi de la corticothérapie par voie parentérale.

Traitement homéopathique

Nous avons vu qu'en dehors des situations d'urgence, heureusement rares, il représente la thérapeutique de première intention en raison de son action :

- locale et étiologique sur l'urticaire,
- générale, sur le terrain, prenant en compte le mental de l'enfant.

– *Remèdes d'action locale*

URTICA URENS : c'est l'ortie. Urticaire généralisée, surtout après absorption de coquillages. Prurit et brûlures intolérables < lavages ou bains. Gonflement des mains.

APIS MELLIFICA : œdème pâle, rosé, avec douleurs piquantes, brûlantes < chaleur, > applications froides. Raideur et tension des parties affectées.

PHENOBARBITALUM : sensation de brûlure avec prurit > grattage. Urticaire avec œdème de Quincke. Intolérance aux crustacés, poissons, crème. Crises d'acétone chez l'enfant.

– *Remèdes de causalité :*

ASTACUS FLUVIATILIS : l'écrevisse. Urticaire généralisée et soudaine chez des enfants « hépatiques ».

HOMARUS GAMMARUS : le homard. Complémentaire d'ASTACUS.

MEDUSA : la méduse. Urticaire de la face, bouffissure du visage. Œdème de Quincke.

VESPA CRABO : le venin du frelon. Latéralité gauche. Proche d'APIS.

APIUM VIRUS : venin d'abeille.

OXYURIUS : urticaires de cause parasitaire.

STAPHYLOCOCCINUM et STREPTOCOCCINUM : urticaires de cause bactérienne.

PENICILLINUM : urticaires médicamenteuses (bêta-lactamines).

FRAGARIA : la fraise.

LE VENT (grand facteur déclenchant des urticaires physiques).

SUITES D'EXPOSITION AU VENT

VENT, troubles après avoir marché dans le vent : bell. [0 0 1]

VENT froid (3° et 2°) : BELL., HEP., NUX-V., RHUS-T., SPONG., Acon., Ars., Asar., Bry., Caust., Kali-bi., Rhod., Sep., Sil..

VENT froid, promenade dans un : Arg-n., sang-n., tub. [0 1 2]

VENT froid, promenade dans un, troubles après : sang-n. [0 0 1]

VENT froid et humide, troubles provoqués par du : all-c., calc. [0 0 2]

VENT sec, agg. par : HEP., RHUS-T., SPONG., All-c., Asar., Carb-v., Caust., Nux-v., Puls., acon., ars., bell., bry., calc-p., carb-an., cham., ip., sabad., sep., sil., verat. [3 6 12]

VENT d'est, agg. par (voir sec)

VENT du nord, agg. par (voir froid)

VENT du nord-est : Rhus-t. [0 1 0]

VENT chaud : HEP., Acon., Ars-i., Gels., Ip., asar., bry., carb-v., euphr., gast., lach., nat-c., rhod., sil.

VENT chaud du sud : Ars-i., Gels., Ip., asar., bry., carb-v., euphr., gast., lach., nat-c., rhod., sil.

VENT chaud du sud, agg. par : Ars-i., Gels., Ip., asar., bry., carb-v., euphr., gast., lach., nat-c., rhod., sil.

VENT chaud du sud, sirocco : gast. [0 0 1]

VENT chaud et humide, agg. par : HEP., Acon. [1 1 0]

VENT d'ouest, agg. par (voir chaud et humide) [0 0 0]

VENTEUX et orageux, agg. par temps (3° et 2°) : BAD., KALM., NUX-M., RHOD., Acon., All-c., Am-c., Cham., Chin., Hep., Lach., Mag-p., Mur-ac., Nux-v., Phos., Psor., Puls., Sep.

– ***Remèdes de fond***

Action remarquable à condition de respecter la similitude. Indiqués dans le traitement des urticaires chroniques et des urticaires sans cause reconnue (les plus fréquentes !). Tous les grands polychrestes peuvent être indiqués, en fonction des symptômes. Citons ceux, les plus fréquemment utilisés, qui manifestent une éruption urticarienne dans leur pathogénésie.

ARSENICUM ALBUM : douleurs brûlantes > applications chaudes. Enfant agité et anxieux.

Prurit < par le grattage. Troubles du sommeil avec peur de la mort et de la maladie.

NATRUM MURIATICUM : médicament principal de l'urticaire solaire, avec son complémentaire indispensable MURIATIC ACIDUM. Les signes généraux du remède sont présents lorsqu'il est indiqué. Action très fiable chez l'enfant, curative et préventive.

RHUS TOXICODENDRON : éruption à tendance micro-vésiculeuse plus que papuleuse. Très grande sensibilité au froid : douleurs au contact de l'air frais. Enfants hyperkinétiques, très enclins au sentiment d'abandon.

ANTIMONIUM CRUDUM : urticaire apparaissant, sans cause apparente, chez des enfants gourmands ayant abusé d'aliments gras ou lourds. Langue recouverte d'un enduit blanc laiteux. Enfants irritables, coléreux (tapent du pied).

PULSATILLA : urticaire avec diarrhée survenant à la suite de l'ingestion d'aliments gras ou de viande blanche chez des enfants pleurnicheurs, timides, accrochés à leur mère. Grande variabilité des symptômes.

RÉPERTOIRE URTICAIRES

PSYCHISME

DISTRAIT, dans l'urticaire : Bov. [0 1 0]

TÊTE

ÉRUPTIONS, urticaire : Agar., Bor., rhus-t., urt-u. [0 2 2]

FACE

ÉRUPTIONS, érythème (voir urticaire) [0 0 0]

ÉRUPTIONS, urticaire : APIS., ARS., CHLOL., COP., SULPH., Ant-c., Bell., Calc., Chel., Chin-s., Gels., Hep., Kali-i., Led., Nat-m., Rhus-t., Sep., Urt-u., anan., crot-t., dulc., hydr., hydrc., lach., mez., nit-ac., sil. [5 13 9]

ÉRUPTIONS, urticaire, le matin : chin. [0 0 1]

ÉRUPTIONS, urticaire, disparaissant en plein air : calc. [0 0 1]

ÉRUPTIONS, urticaire, en hiver : Kali-i. [0 1 0]

COU ANTÉRIEUR ET LATÉRAL

ÉRUPTIONS, urticaire : bry., kali-i. [0 0 2]

ESTOMAC

VOMISSEMENTS, urticaire : Apis., Urt-u., cina. [0 2 1]

VOMISSEMENTS, urticaire, pendant une crise d' : Apis., cina. [0 1 1]

VOMISSEMENTS, urticaire, après suppression d'une : Urt-u. [0 1 0]

ABDOMEN

ÉRUPTIONS, urticaire : merc., nat-c. [0 0 2]

APPAREIL GÉNITAL MASCULIN

ÉRUPTIONS, urticaire : clem., cop., merc., nat-c. [0 0 4]

ÉRUPTIONS, urticaire, après grattage : clem., nat-c. [0 0 2]

PRURIT, grattage, après, avec urticaire : nat-c. [0 0 1]

LARYNX ET TRACHÉE

INFLAMMATION, laryngée, laryngite, après suppression d'urticaire : Ars.

RESPIRATION

ASTHMATIQUE, alternant avec urticaire : calad. [0 0 1]

DIFFICILE, alternant avec urticaire : Calad. [0 1 0]

THORAX

ÉRUPTIONS, urticaire : Calad., hydrc., sars., sulph., urt-u. [0 1 4]

OPPRESSION, alternant avec urticaire : Calad. [0 1 0]

DOS

ÉRUPTIONS, urticaire : apis., lac-ac., lach., sulph. [0 0 4]

ÉRUPTIONS, urticaire, après grattage : lyc. [0 0 1]

MEMBRES

ÉRUPTIONS, urticaire : CHLOL., Apis., Bell., Calc., Cop., Lach., Nat-m., Rhus-t., Rhus-v., Sulph., acon., ant-c., berb., chin-s., dulc., hydrc., hyper., indg., kali-br., kali-i., lyc., merc., tarax., urt-u. [1 9 14]

ÉRUPTIONS, articulations, urticaire : clem., verat. [0 0 2]

ÉRUPTIONS des membres supérieurs, érythémateuses (voir urticaire) [0 0 0]

ÉRUPTIONS des membres supérieurs, urticaire : SULPH., Apis., Carb-v., Chlol., Nat-c., Nat-m., Phos., Urt-u., acon., ant-c., berb., calad., cann-s., chin-s., cop., dulc., hep., hydrc., hyper., indg., kali-i., lach., lyc., merc., nat-s., rhus-v., thuj.

ÉRUPTIONS des membres supérieurs, urticaire, rouge après frottement, massage : nat-m. [0 0 1]

ÉRUPTIONS des membres supérieurs, urticaire blanche : nat-m. [0 0 1]

ÉRUPTIONS de l'épaule, urticaire : lach. [0 0 1]

ÉRUPTIONS du coude, urticaire : aran. [0 0 1]

ÉRUPTIONS de l'avant-bras, urticaire : Nat-m., am-c., calad., chin., clem., lyc., sil. [0 1 6]

ÉRUPTIONS de l'avant-bras, urticaire, le matin : chin. [0 0 1]

ÉRUPTIONS de l'avant-bras, urticaire, le soir : lyc. [0 0 1]

ÉRUPTIONS de l'avant-bras, urticaire, pendant la fièvre : calad. [0 0 1]

ÉRUPTIONS de l'avant-bras, urticaire, après grattage : calad., calc., chin.

ÉRUPTIONS du poignet, urticaire : hep., stann. [0 0 2]

ÉRUPTIONS de la main, urticaire : SULPH., Carb-v., Hep., Nat-m., Sars., Urt-u., apis., berb., bufo., hyper., nat-c., nat-s. [1 5 6]

ÉRUPTIONS de la main, urticaire, le matin : chin. [0 0 1]

ÉRUPTIONS de la main, urticaire, rouge après frottement, massage : nat-m.

ÉRUPTIONS de la main, urticaire, par endroits, localisé : Apis. [0 1 0]

ÉRUPTIONS de la main, urticaire blanchâtre : nat-m. [0 0 1]

ÉRUPTIONS de la main, du dos des mains, urticaire : Sulph., acon., apis., berb., cop., hyper., indg., thuj. [0 1 7]

ÉRUPTIONS de la main, du dos des mains, urticaire, chaque fois que les mains se rafraîchissent : thuj. [0 0 1]

ÉRUPTIONS de la main, de la paume des mains, urticaire : rhus-v., stram.

ÉRUPTIONS de la main, des espaces interdigitaux, .urticaire : hyper., merc.

ÉRUPTIONS des doigts, urticaire : hep., thuj., urt-u. [0 0 3]

ÉRUPTIONS des doigts, urticaire, en se refroidissant : thuj. [0 0 1]

ÉRUPTIONS des membres inférieurs, urticaire : CHLOL., Apis., Calc., clem., kali-i., merc., plan., sulph., zinc. [1 2 6]

ÉRUPTIONS des membres inférieurs, urticaire après grattage : clem., spig., zinc. [0 0 3]

ÉRUPTIONS des fesses, urticaire : hydr., lyc. [0 0 2]

ÉRUPTIONS de la cuisse, urticaire : Zinc., all-c., caust., clem., iod., merc., sulph. [0 1 6]

ÉRUPTIONS de la cuisse, urticaire après grattage : Zinc., clem. [0 1 1]

ÉRUPTIONS de la cuisse, urticaire prurigineuse : caust., dulc. [0 0 2]

ÉRUPTIONS du genou, urticaire : zinc. [0 0 1]

ÉRUPTIONS du genou, du creux poplité, urticaire : Zinc. [0 1 0]

ÉRUPTIONS de la jambe, urticaire : SULPH., Calc., Chlor., rhus-t. [1 2 1]

ÉRUPTIONS de la jambe, du mollet, urticaire : carb-v. [0 0 1]

ÉRUPTIONS de la cheville, urticaire : Nat-m. [0 1 0]

ÉRUPTIONS du pied, urticaire : Calc., sulph. [0 1 1]

PARALYSIES, après disparition de l'urticaire : cop. [0 0 1]

PEAU

ÉRUPTIONS, urticaire (voir urticaire) [0 0 0]

ÉRUPTIONS, urticaire (3° et 2°) : APIS., ARS., ASTAC., CALC., CALC-S., CARB S., CAUST., CHLOL., COP., DULC., HEP., LED., NAT-M., RHUS-T., SULPH., URT-U., Acon., Ant-c., Ars-i., Bor., Bov., Bry., Calad., Carb-v., Chin-s., Cimic., Con., Corn., Crot-h., Cupr., Dol., Elat., Graph., Kali-ar., Kali-br., Kali-c., Kreos., Lyc., Mez., Nat-p., Nux-v., Petr., Phos., Psor., Puls., Sal-ac., Sep., Sul-ac., Sul-i., Til., Verat.,

ÉRUPTIONS, urticaire, le matin : Bell. [0 1 0]

ÉRUPTIONS, urticaire, l'après-midi : chlol. [0 0 1]

ÉRUPTIONS, urticaire, l'après-midi, 16 heures : hyper. [0 0 1]

ÉRUPTIONS, urticaire, le soir : Bell., Kreos., Nux-v., hyper. [0 3 1]

ÉRUPTIONS, urticaire, la nuit : APIS., Bov., Chlol., Cop., Nux-v., Puls., hydr.

ÉRUPTIONS, urticaire, alternant avec : Urt-u., calad. [0 1 1]

ÉRUPTIONS, urticaire, alternant avec asthme : calad. [0 0 1]

ÉRUPTIONS, urticaire, alternant avec rhumatisme : Urt-u. [0 1 0]

ÉRUPTIONS, urticaire, avec ascaris (voir vers) [0 0 0]

ÉRUPTIONS, urticaire, dans les problèmes asthmatiques : Apis. [0 1 0]

ÉRUPTIONS, urticaire, après un bain : Urt-u., phos. [0 1 1]

ÉRUPTIONS, urticaire, au changement d'air ou de temps : Apis. [0 1 0]

ÉRUPTIONS, urticaire, frissons : NAT-M., RHUS-T., Ars., Elat., Hep., apis., ign.

ÉRUPTIONS, urticaire, frissons, avant les : Hep. [0 1 0]

ÉRUPTIONS, urticaire, frissons, pendant les : NAT-M., RHUS-T., Ars., apis., ign.

ÉRUPTIONS, urticaire, frissons, après les : Elat., Hep. [0 2 0]

ÉRUPTIONS, urticaire provoquée par la pression des vêtements : med. [0 0 1]

ÉRUPTIONS, urticaire, air froid : RHUS-T., Calc., Dulc., Nit-ac., Sep., caust., kali-br., nat-s., rumex.

ÉRUPTIONS, urticaire, air froid, à l' : RHUS-T., Nit-ac., Sep., caust., kali-br., nat-s., rumex.

ÉRUPTIONS, urticaire, air froid, amél. à l' : Calc., Dulc. [0 2 0]

ÉRUPTIONS, urticaire, froid : DULC., Calc-p. [1 1 0]

ÉRUPTIONS, urticaire, froid, après un bain : Calc-p. [0 1 0]

ÉRUPTIONS, urticaire, froid, après avoir pris : DULC. [1 0 0]

ÉRUPTION, urticaire, avec diarrhée : PULS., DULC., APIS, BOV.

ÉRUPTIONS, urticaire, agg. en buvant de l'eau froide : bell. [0 0 1]

ÉRUPTIONS, urticaire, après un exercice physique violent : Con., Nat-m., Psor., Urt-u.

ÉRUPTIONS, urticaire, pendant la fièvre : APIS., IGN., RHUS-T., Cop., Rhus-v., Sulph., chlor., cub.

ÉRUPTIONS, urticaire, après avoir mangé des coquillages : apis., ter., urt-u. [0 0 3]

ÉRUPTIONS, urticaire, avec symptômes hépatiques : ASTAC., myric. [1 0 1]

ÉRUPTIONS, urticaire livide : Apis. [0 1 0]

ÉRUPTIONS, urticaire, amél. en s'allongeant : urt-u. [0 0 1]

ÉRUPTIONS, urticaire, après avoir mangé de la viande : ANT-C. [1 0 0]

ÉRUPTIONS, urticaire, règles : Dulc., Kali-c., bell., puls., sec. [0 2 3]

ÉRUPTIONS, urticaire, règles, avant les : Dulc., Kali-c. [0 2 0]

ÉRUPTIONS, urticaire, règles, pendant les : Kali-c., bell., puls., sec. [0 1 3]

ÉRUPTIONS, urticaire, avant les nausées : sang. [0 0 1]

ÉRUPTIONS, urticaire périodique, tous les ans à la même époque : urt-u. [0 0 1]
ÉRUPTIONS, urticaire, pendant la transpiration : APIS., RHUS-T. [2 0 0]
ÉRUPTIONS, urticaire, pendant les rhumatismes : RHUS-T., URT-U. [2 0 0]
ÉRUPTIONS, urticaire, après grattage : DULC., LACH., MEZ., RHUS-T., Calc., Caust., Graph., Hep., Lyc., Petr., Staph.,
ÉRUPTIONS, urticaire, au bord de la mer : ars., mag-m. [0 0 2]
ÉRUPTIONS, urticaire, tous les printemps : rhus-t. [0 0 1]
ÉRUPTIONS, urticaire, après avoir mangé des fraises : bry. [0 0 1]
ÉRUPTIONS, urticaire, en marchant à l'air froid : Sep. [0 1 0]
ÉRUPTIONS, urticaire, chaleur : NAT-M., URT-U., Apis., Bov., Con., Dulc., Hep., Kali-i., Led., Lyc., Psor., Puls., Sep., Sulph., nit-ac. [2 12 1]
ÉRUPTIONS, urticaire, chaleur et l'exercice physique, par la : NAT-M., URT-U., Apis., Bov., Con., Dulc., Kali-i., Led., Lyc., Psor., Puls., Sulph., nit-ac. [2 10 1]
ÉRUPTIONS, urticaire, chaleur, amél. par la : Hep., Sep. [0 2 0]
ÉRUPTIONS, urticaire, après s'être mouillé : RHUS-T. [1 0 0]
ÉRUPTIONS, urticaire, avec vers : urt-u. [0 0 1]
ÉRUPTIONS, urticaire, avec vers, ascaris : urt-u. [0 0 1]
ÉRUPTIONS, urticaire, avec vers, oxyures : urt-u. [0 0 1]

ACNÉ

Trois aspects cliniques concernent le pédiatre :

L'acné du nouveau-né

Lésions typiques apparaissant dans les jours suivant la naissance. Elle est secondaire à l'hyperséborrhée néonatale physiologique qui s'effondre rapidement. L'abstention thérapeutique est de règle. Rassurer les parents.

L'acné du nourrisson

Comédons, papules et pustules apparaissant dans les trois premiers mois. L'interrogatoire des parents peut mettre en évidence la prise de médicaments acnéigènes, l'application de topiques (corticoïdes, corps gras, lait de toilette non rincé) et des antécédents familiaux d'acné. Le traitement fait appel à l'homéopathie et à la suppression des facteurs favorisants (prêter attention à ce que prend la mère qui allaite).

Médicaments inducteurs d'acné

- halogénés (iode, brome, fluor, chlore)
- vitamine B12
- hydantoïnes
- lithium
- corticostéroïdes
- antidépresseurs tricycliques
- contraceptifs faiblement androgéniques
- isoniazide.

L'acné juvénile polymorphe commune

De plus en plus fréquente dans les deux sexes, elle fera l'objet de l'essentiel de l'exposé. Les acnés graves sont exclues du propos.

• PHYSIOPATHOLOGIE

L'acné est une maladie inflammatoire du follicule pilo-sébacé caractérisée par la formation de comédons, de papules érythémateuses, parfois de kystes et de pustules.

Trois mécanismes principaux concourent à la formation de la lésion élémentaire : le *comédon :*

L'hyperkératose ostiale

Avec déficit de desquamation, favorisé par les androgènes de la puberté, déterminant un encombrement puis une obstruction de l'ostium folliculaire.

L'augmentation de la sécrétion sébacée

C'est le principal élément responsable. Elle est constante au cours de l'acné, et son intensité est proportionnelle à la gravité de celle-ci. La sécrétion sébacée est sous la dépendance des hormones mâles testiculaires, mais aussi surrénaliennes (D.H.E.A.), ce qui explique, d'une part, le début de l'acné au cours de la période pré-pubertaire et pubertaire et, d'autre part, l'atteinte des deux sexes. En fait, si on se réfère aux taux sériques des androgènes, on ne trouve aucune différence significative entre un sujet normal et un sujet acnéique du même âge et de même sexe. Le fait qu'il y ait des adolescents acnéiques et des adolescents normaux est lié à la **réceptivité des glandes sébacées,** qui est variable d'un individu à l'autre. On voit se profiler à nouveau **l'importance de la notion de terrain,** dont tient compte l'homéopathie.

La réceptivité de ces glandes a pour substrat la présence dans les cellules sébacées d'un équipement enzymatique permettant de convertir les précurseurs androgéniques en métabolites directement actifs sur la biosynthèse de matériel lipidique sébacé. La principale enzyme incriminée est la *5-α-réductase,* dont l'activité est génétiquement programmée. Les acnéiques ont ainsi une plus grande production de métabolités 5-α réduits, ce qui augmente jusqu'à 20 fois la quantité de sébum par rapport à un sujet normal.

L'inflammation folliculaire

Elle est liée :
- à l'hydrolyse des triglycérides du sébum par la *flore diphtéroïde anaérobie (Propionibacterium acnes)* des infundibula des follicules sébacés,
- à l'élaboration bactérienne locale d'enzymes et de substances prostaglandine-like,
- à l'activité immunogène de *Propionibacterium acnes* se traduisant par l'apparition d'agglutinines IgG antibactériennes.

Il faut ajouter à ces trois éléments, les manifestations inflammatoires et infectieuses secondaires liées aux altérations du follicule pilo-sébacé et à la prolifération microbienne (staphylocoques blancs) et mycosique *(Pityrosporum ovale).*

• ASPECTS CLINIQUES

On comprend aisément, à la lumière de la physiopathologie, que l'acné juvénile soit dite « polymorphe ». Elle associe plusieurs lésions élémentaires qui se suivent ou s'associent :
- au début, le plus souvent avant le commencement de la puberté génitale, apparition d'une *séborrhée* du visage donnant à la peau un aspect huileux, luisant, avec pores dilatés et cheveux gras.
- sur ce fond séborrhéique apparaissent les *comédons* ou « points noirs » (comédons ouverts), qui sont de la kératine engluée dans du sébum, noircis de mélanine à leur apex.
- les *microkystes,* ou « points blancs » (comédons fermés) sont également formés de kératine et de sébum s'accumulant dans un infundibulum fermé, devenant des

papules en cas d'inflammation, voire des *pustules* s'il y a surinfection et destruction puriforme du follicule.

Dans la forme commune d'acné, il est rare d'avoir des lésions plus graves (abcès, macrokystes, nodules suppuratifs).

Les localisations sont habituellement faciales, latéro-cervicales, dorsales et thoraciques hautes, siégeant sur les épaules et le décolleté.

L'évolution est spontanément favorable, et l'acné guérit le plus souvent sans séquelles après l'âge de 18 ans (sauf cas exceptionnels de cicatrisation chéloïdienne).

• TRAITEMENT CLASSIQUE

Il repose sur l'analyse des mécanismes physiopathologiques à l'origine des lésions locales.

Contrairement à l'homéopathie, il fait abstraction du terrain.

Le traitement classique dispose de nombreux produits, dont les principaux sont :

- les conseils : ne pas « tripoter » les lésions, éviter les expositions solaires ;
- les informations diététiques ;
- le peroxyde de benzoyle ;
- la vitamine A acide locale : Trétinoïne ;
- l'antibiothérapie locale : à base d'érythromycine ou de clindamycine ;
- l'antibiothérapie par voie générale : les antibiotiques les plus utilisés étant les cyclines et les macrolides, pendant une durée de 2 à 3 mois ;
- les antiandrogènes : acétate de cyprotérone, sous forme de contraception orale associée à un œstrogène ;
- l'isotrétinoïne (Roaccutane) doit être réservée au traitement des acnés graves.

• Traitement homéopathique

Toutes les constitutions, toutes les diathèses sont concernées par l'acné.

Beaucoup d'auteurs mettent en avant l'auto-intoxication et la psore : les notions physiopathologiques modernes rendent désuètes les allégations concernant les facteurs nutritionnels provoquant colopathie et constipation, à l'origine d'une supposée auto-intoxication, qui existe de toute façon, plus ou moins latente, chez tout adolescent moderne consommateur de frites et de hamburgers.

D'autres mettent l'accent sur la sycose. Elle vient au premier plan lorsqu'il y a utilisation de molécules à fort potentiel iatrogénique, comme les antibiotiques et le Roaccutane, ou abus de vaccinations, comme c'est le cas actuellement avec la campagne de prévention de l'hépatite B, et les revaccinations par le B.C.G., fréquentes à cet âge.

La pratique pédiatrique montre qu'à la base l'acné se rencontre en fait chez des sujets phospho-fluoriques plus ou moins déminéralisés, c'est-à-dire tuberculiniques.

L'intervention des autres diathèses se surajoute, en fonction de l'environnement familial et social.

Les médicaments de fond

Ils sont à prescrire en hautes dynamisations à intervalles longs.

Natrum muriaticum

Jeunes gens déshydratés (soif intense), démoralisés, déminéralisés, qui ne grossissent pas tout en mangeant bien. Ils se sentent faibles, ils sont constipés, et présentent des maux de tête caractéristiques, « comme par de petits coups de marteau », < tout effort physique et mental. Herpès, ozène, leucorrhées chez les jeunes filles accompagnent souvent ce cortège de la déprime de « l'ado écorché vif » qui a grandi trop vite.

L'acné siège surtout au front, l'aspect du visage est huileux, les cheveux cassants.

SULFUR IODATUM

Sera préféré à SULFUR.

Acné du visage et du dos, avec tendance aux furoncles, surtout au cou. Amaigrissement, hypertrophie ganglionnaire, écoulements muqueux récidivants, asthénie constante, physique et psychique (découragement et insatisfaction), irritabilité avec refus d'obéissance en famille, frilosité avec thermophobie évoqueront le remède, chef de file de la série tuberculinique.

TUBERCULINUM RESIDUUM

Sera prescrit systématiquement, surtout si les lésions sont infiltrées, indurées, d'évolution chronique.

SILICEA

Acné ayant tendance à suppurer et à laisser des cicatrices. Adénopathies cervicales satellites.

Asthénie, baisse du rendement scolaire, chez un adolescent maniaque, « collectionneur », frileux, transpirant abondamment.

PULSATILLA

Acné chez des jeunes gens blonds ou bruns, de caractère doux, changeant, aux lèvres charnues et rougissant facilement aux émotions.

Circulation veineuse périphérique déficiente : cyanose des extrémités, tendance aux engelures.

Prédisposition à la prise de poids, au catarrhe des muqueuses épais, jaunâtre, non irritant, aux troubles digestifs < graisses.

Absence de soif (avec mauvaise haleine matinale), amélioration par le mouvement et l'air frais.

SEPIA

Jeunes gens tristes, abattus, pessimistes, indifférents à leur entourage, aimant la solitude.

Teint mat, yeux cernés, taches « sépia » disséminées. Nausées matinales dès le réveil, constipation, sensation de vide au creux de l'estomac et de pesanteur du petit bassin.

Règles en retard et courtes, pertes blanches fréquentes.

Eczéma fréquemment associé à l'acné.

Bromium

Acné pustuleuse chez des adolescents gras, anxieux, < par la chaleur, > au bord de mer.

Lycopodium

Acné chez un « hépatique » chronique : teint mat, vite rassasié, météorisme abdominal et constipation. Antécédents fréquents d'énurésie.

Autodépréciation, culpabilité, méticulosité, chez un jeune « tyran domestique » intellectuellement doué mais manquant totalement de confiance en soi.

Tous les grands polychrestes peuvent être concernés. Ils seront choisis sur leurs caractéristiques locales et surtout générales, psychosomatiques.

Les médicaments d'action locale

À prescrire en basse dilution, plusieurs fois par jour ou par semaine.

Kalium bromatum

Acné pustuleuse et nodulaire chez des adolescents nerveux, anxieux, ayant tendance à agiter les mains ou à tripoter constamment les objets, sujets aux cauchemars.

Selenium

Acné comédonienne avec peau huileuse et tendance à la chute des cheveux.

Épuisement physique et psychique avec amaigrissement. Désir irrésistible d'aller se coucher, obsessions d'ordre sexuel. Fait des projets qu'il ne peut réaliser.

Calcarea picrata

Acné frontale, du conduit auditif, de la région sacrococcygienne.

Eugenia jambosa

Acné papuleuse et papulo-pustuleuse < au moment des règles, avec crampes.

ARNICA
Acné symétrique du visage, de part et d'autre du nez.

LEDUM PALUSTRE
Acné de localisation naso-frontale.

RAPHANUS
Grande flatulence intestinale associée à l'acné.

CONIUM
Notion de frustration sexuelle (fréquente à cet âge !)

ANTIMONIUM TARTARICUM
Acné cicatricielle de teinte violacée (en association avec AQUA MARINA).

RÉPERTOIRE DE L'ACNÉ

FACE

ÉRUPTIONS, acné : AUR., CALC-SIL., CARB-AN., CARB-S., CARB-V., CAUST., DULC., FL-AC., GRAPH., HEP., KALI-AR., KALI-BI., KALI-BR., KALI-C., LYC., NUX-V., PHOS., RHOD., RHUS-T., SARS., SEP., SIL., SYPH., TEUCR., ZINC., Ant-c., Ant-s., Ars., Ars-i., Calc-s., Con., Cop., Crot-h., Eug., Kali-i., Kreos., Lach., Nat-m., Nit-ac., Ph-ac., Psor., Puls., Sulph., Thuj., Tub., agar., ambr., bar-c., bell., berb., bov., calc., calc-p., chel., cic., glon., iod., led., mag-c., mag-m., med., merc., mur-ac., nat-c., nat-p., sabin., sanic., sel., sul-i., uran.

ÉRUPTIONS, acné, agg. en se réchauffant : Caust.

ÉRUPTIONS, acné, près d'un feu : Ant-c.

ÉRUPTIONS, acné, chez des jeunes filles en pleine croissance : Puls.

ÉRUPTIONS, acné, chez les adolescents : Carb-an., Carb-v., Kali-br., Puls.

ÉRUPTIONS, acné du menton : Hydr., Viol-t., verat.

ÉRUPTIONS, acné du front : CARB-AN., CARB-S., CARB-V., CAUST., HEP., NUX-V., PSOR., RHUS-T., SEP., SIL., SULPH., Ars., Calc., Caps., Cic., Hydr., Kreos., Nat-m., Nit-ac., Ph-ac., ant-c., aur., bar c., bell., clem., kali-bi., led., viol-t.

ÉRUPTIONS, acné des lèvres : cadm., caps., hydr.
ÉRUPTIONS, acné du nez : CAUST., Sulph., calc-p., cann-s., caps., graph., sel.

APPAREIL GÉNITAL MASCULIN
ÉRUPTIONS, acné : chel.

APPAREIL GÉNITAL FÉMININ
RÈGLES peu abondantes, avec acné : sang.

THORAX
ÉRUPTIONS, papules, acné : bar-c.

DOS
ÉRUPTIONS, acné : carb-v.
ÉRUPTIONS, acné, région cervicale : amph., jug-r.

PEAU
ÉRUPTIONS, acné, répartition symétrique : Arn.

VERRUES

• ÉPIDÉMIOLOGIE CLINIQUE

Les verrues sont des tumeurs bénignes, très fréquentes en pédiatrie. Elles sont d'origine virale, mais se développent sur des terrains particuliers.

Deux types de virus se partagent l'étiologie des verrues de l'enfant :

1 – les **virus des papillomes humains** (VPH), qui sont responsables des *papillomes,* mot savant désignant en fait les verrues cornées ordinaires, bien connues des mamans dont les enfants fréquentent les piscines.

2 – Les **pox-virus,** responsables des verrues molles connues sous le nom de *mollusca contagiosa* (pluriel de *molluscum contagiosum*).

Les papillomes

Les VPH sont des virus à ADN de la famille des papovavirus, dont il existe de nombreuses variétés de types et de sous-types, expliquant le polymorphisme clinique.

On estime la fréquence des verrues à 10 % de la population générale, en hausse depuis une trentaine d'années. Les enfants scolarisés et les adolescents constituent le principal réservoir de virus. La transmission est favorisée par les microtraumatismes (mains, genoux) et la fréquentation des piscines.

Contrairement aux idées reçues des homéopathes, qui laissent à penser que tout ce qui est verrue appartient à la sycose, l'expérience clinique (la guérison de dedans au dehors avec restitutio ad integrum) et l'analyse typologique des enfants atteints confirment que ce type de verrue – **à l'exception des condylomes** – appartient plutôt à la **psore.**

Les guérisons, fréquentes, élégantes et spectaculaires, des verrues plantaires sont obtenues autant avec CALCAREA CARBONICA, SULFUR, ANTIMONIUM CRUDUM, ou LYCOPODIUM qu'avec THUYA et NITRI ACID, indiqués plutôt dans le traitement des condylomes ano-génitaux chez l'enfant.

Il existe plusieurs aspects cliniques de l'atteinte par les VPH :

- les **verrues vulgaires communes** (VPH2) : les plus fréquentes, elles atteignent essentiellement la face dorsale des mains et des doigts, plus rarement la paume, le genou ou le coude. L'atteinte péri- ou sous-unguéale peut être douloureuse et altérer l'ongle.
- les **verrues filiformes ou multi-digitées :** elles se localisent au niveau de la région céphalique (visage, cuir chevelu), se disposant plus volontiers autour des orifices (narines, œil, bouche), ou criblant le cou des adolescents.
- les **verrues plantaires :** deux variétés, rarement associées, siègent à la plante des pieds :
  - la *myrmécie* (VPH1), la plus fréquente : sorte de clou hyperkératosique, pénétrant profondément dans l'épiderme, dont la surface est piquetée de points noirâtres.
  - les *verrues en mosaïque* (VPH2) : verrues superficielles, non douloureuses, souvent multiples et confluentes, avec seulement la « tête de l'iceberg » visible.
- les **verrues planes communes** (VPH3) : petites papules à peine surélevées, à surface lisse, souvent multiples, siégeant avec prédilection au visage, sur le dos des mains et des doigts, sur les genoux et les jambes.
- les **condylomes** (VPH6) : tout comme chez l'adulte, on assiste à une augmentation très nette de leur fréquence en pédiatrie. Cela est certainement dû au développement précoce de la sycose dans nos sociétés modernes, lié à

la sur-vaccination et à l'utilisation excessive des thérapeutiques moléculaires (antibiotiques, corticoïdes...) L'atteinte est **ano-génitale** : vulve chez la fillette, anus chez le garçon et la fille. Il s'agit de tumeurs molles, pédiculées, de couleur rosée ou brunâtre, le plus souvent multiples, pouvant prendre l'aspect de véritables choux-fleurs périanaux ou périvulvaires. En leur présence, il importe de vérifier l'absence de localisation intra-anale. L'origine de la contamination pose un problème délicat : contamination indirecte probable, mais l'arrière-pensée d'un abus sexuel doit rester présente à l'esprit.

Les tumeurs à pox-virus : mollusca contagiosa

Ils sont fréquents, de grande contagiosité avec multiplication rapide des lésions par autocontamination, et atteinte volontiers familiale si fratrie d'âge voisin (éviter le bain en commun !), voire multiplication dans les garderies ou crèches. Ils atteignent surtout les atopiques, siégeant volontiers sur une plaque d'eczéma.

Le diagnostic est facile, devant une lésion hémisphérique de 1 à 5 mm de diamètre, translucide et caractérisé par son ombilication centrale.

Ici, l'équation : *verrues + eczéma = sycose* s'avère conforme à la réalité clinique, qui confirme qu'il existe une possibilité de guérison des mollusca contagiosa sans curetage avec NITRI ACIDUM surtout, secondé par THUYA et MEZEREUM (prurit et vésicules blanchâtres).

• TRAITEMENT DES VERRUES

Le traitement allopathique

En dehors de la possibilité de destruction des lésions, l'allopathie n'a pas beaucoup d'ambition en ce qui concerne le traitement physiopathologique des verrues. En effet, elle ne propose que l'utilisation de *kératolytiques,* de la *cryothérapie,* de la *chimiothérapie locale* et de la *chirurgie,* appartenant toutes au domaine des « thérapeutiques suppressives ».

Le traitement homéopathique

La pratique quotidienne permet de témoigner que le pédiatre, avec l'homéopathie, dispose d'une arme puissante et très élégante – ce qui ne gâte rien !

S'il est important de considérer l'aspect local des lésions, il ne faut pas perdre de vue la nécessité d'une analyse globale de cette pathologie virale. Elle permettra certainement :

- de déceler des *stigmates des deux principales diathèses* en cause (psore et sycose),
- de mettre en évidence des *symptômes de déminéralisation* très souvent présents, indiquant la prescription de magnésium pondéral ou de complexes riches en oligo-éléments,
- et de soulever la possibilité d'une *étiologie psychique,* pouvant par exemple indiquer STAPHYSAGRIA s'il y a eu colère refoulée avec indignation.

Seule une stratégie prenant en compte **l'ensemble des symptômes de l'enfant** – locaux, généraux et mentaux – peut aboutir à une guérison complète et définitive des verrues.

CALCAREA CARBONICA

Grand remède de verrues siégeant aux membres supérieurs (pli du coude, main, doigts) ou à la plante des pieds. Leur aspect est polymorphe, comme en témoigne cette extraction répertoriale propre à CALCAREA CARBONICA (en gras les caractéristiques essentielles) :

VERRUES DE CALCAREA CARBONICA

VERRUES planes	[1 3 8]
VERRUES charnues	[0 3 1]
VERRUES indurées	[0 6 5]
VERRUES qui se creusent, s'ombiliquent	[0 1 0]
VERRUES cornées, kératosiques	[1 5 6]
VERRUES déprimées	[0 2 8]
VERRUES enflammées	[0 5 11]
VERRUES anciennes	[0 5 3]
VERRUES douloureuses	[0 5 18]
VERRUES pulsatiles	[0 3 4]
VERRUES de couleur rouge	[0 2 1]
VERRUES arrondies	[0 1 0]
VERRUES de petite taille	[0 7 11]
VERRUES à l'odeur de vieux fromage	[1 3 0]
VERRUES molles	[1 3 3]
VERRUES avec sensation de piqûre d'insecte	[2 2 11]
VERRUES qui suppurent	[0 7 1]
VERRUES, ulcères, qui se transforment en	[0 0 1]
VERRUES, ulcères, encerclées par des	[0 3 3]
VERRUES flétries, desséchées	[2 8 18]

La richesse symptomatique répertoriale de ce chef de file de la constitution carbonique, très souvent secondé par SULFUR, lui-même chef de file de la psore, doit rendre circonspect quant à l'attribution trop facile des verrues à la sycose. L'expérience clinique en témoigne.

Néanmoins, THUYA est un très grand remède dans le traitement des verrues.

THUYA

Chef de file de la sycose : suite de vaccinations répétées et d'abus médicamenteux.

Excroissances verruqueuses :

– douces, molles, très sensibles, avec sensation de brûlure, d'élancement. Elles saignent facilement, parfois par simple effleurement des vêtements ;

– ou dures, en bouquet sur les mains, ou gonflées en chou-fleur craquelé à la base ;

– ou pédiculées, à la face, aux paupières, sur la lèvre supérieure ;
– ou condylomes exubérants des parties génitales avec sécrétion jaunâtre d'odeur de saumure.

SULFUR

Comme pour CALCAREA CARBONICA, une extraction du répertoire peut nous montrer clairement que, contrairement aux idées reçues, SULFUR et la psore sont autant concernés par le traitement des verrues de l'enfant que THUYA et la sycose.

VERRUES DE SULFUR

FACE	
VERRUES	
VERRUES, sous les yeux	
APPAREIL GÉNITAL MASCULIN	
VERRUES, fics, crêtes de coq	**[1 2 1]**
VERRUES, fics secs	[1 0 4]
MEMBRES	
VERRUES des membres supérieurs	[3 5 12]
VERRUES de la main	[7 11 10]
VERRUES des doigts	[1 11 11]
VERRUES de la plante des pieds, verrues plantaires	**[0 0 8]**
VERRUES des orteils	[0 0 2]
PEAU	
VERRUES, avec sensation de brûlure	[0 3 7]
VERRUES des jeunes filles	[0 0 3]
VERRUES indurées	[0 6 5]
VERRUES cornées, kératosiques	[1 5 6]
VERRUES enflammées	[0 5 11]
VERRUES prurigineuses	[0 4 8]
VERRUES anciennes	[0 5 3]
VERRUES douloureuses	[0 5 18]
VERRUES pulsatiles	[0 3 4]
VERRUES de petite taille	[0 7 11]
VERRUES avec sensation de piqûre d'insecte	[2 2 11]
VERRUES flétries, desséchées	[2 8 18]

ANTIMONIUM CRUDUM

Remède spécifique de l'hyperkératose.

Verrues molles ou surtout cornées, dures, très sensibles, aux paumes des mains ou à la plante des pieds.

Enfants gloutons, coléreux.

LYCOPODIUM

Verrues fendillées, parfois creusées de petits tunnels, entourées d'une aréole de desquamation furfuracée.

BERBERIS

Verrues plates, peu saillantes. Utiliser ce remède en drainage, en basse dynamisation.

CAUSTICUM

Verrues planes, lisses, ou dures, cornées, sous- ou périunguéales.

Verrues du bout du nez.

DULCAMARA

Deux aspects cliniques :

- verrues planes, transparentes, visibles à jour frisant, siégeant sur le dos des mains ;
- verrues larges, foncées, douces, molles et translucides, comme imbibées d'eau, siégeant sur les mains ou sur la face.

Sujets aggravés par l'humidité sur le plan général.

GRAPHITES

Verrues des doigts, sous les ongles qui sont durs et déformés

NATRUM MURIATICUM

Verrues nombreuses des doigts et des mains (paumes surtout) chez des jeunes gens maigres ayant beaucoup grandi, ou des jeunes filles anémiques et constipées, aux règles rares et irrégulières.

NATRUM SULFURICUM

Nodosités planes ou lisses, surtout dans la région anogénitale.

NITRICUM ACIDUM

Larges verrues cornées, de teinte jaune d'or caractéristique, siégeant au dos de la main, sur les parties génitales, les paupières et la plante des pieds.

Desquamation fine ou fissuration profonde, douloureuse.

Verrues saignant facilement en se lavant, donnant une impression de piqûre comme par une épine ou une écharde.

Mollusca contagiosa.

RHUS TOXICODENDRON

Verrues des mains et des doigts, larges et fendues, recouvertes d'une croûte épidermique brunâtre qui finit par tomber.

SABINA

Remède des végétations, verrues ou condylomes des régions ano-génitales, saignant très facilement, entraînant des démangeaisons intenses et brûlantes.

SEPIA

Verrues plates et prurigineuses de la face ou des mains.

Verrues teintées de brun, larges, granuleuses, cornées, siégeant sur l'abdomen.

Au cou, verrues présentant une excroissance cornée centrale.

STAPHYSAGRIA

Verrues et condylomes des paupières.

Condylomes de la région ano-génitale.

Suite de chagrin avec colère violente intériorisée. Jalousie entre enfants.

MINI-RÉPERTOIRE DES VERRUES (degrés 2 et 3)

NEZ

VERRUES : CAUST., THUJ., Nit-ac.

FACE

VERRUES : CAUST., DULC., Calc., Kali-c., Lyc., Nit-ac., Sep., Thuj.
VERRUES planes : Sep.
VERRUES prurigineuses : Sep.
VERRUES anciennes : Kali-c.
VERRUES petites : Sep.
VERRUES du menton : THUJ., Lyc.
VERRUES des lèvres, qui saignent en se lavant : NIT-AC.
VERRUES autour de la bouche : Psor.

APPAREIL GÉNITAL MASCULIN

EXCROISSANCES du pénis, prépuce, face muqueuse du, rouges, comme des fics : Thuj.
VERRUES : CINNB., NIT-AC., THUJ., Calc., Staph., Sulph.
VERRUES, fics : Calc., Staph.
VERRUES, fics secs : THUJ.
VERRUES, fics secs, pédiculés : Staph.
VERRUES, fics plans : NIT-AC., THUJ.
VERRUES, fics prurigineux
VERRUES, fics humides : Nit-ac., Thuj.
VERRUES, fics, à l'odeur de vieux fromage ou de saumure de hareng : Calc., Thuj.
VERRUES, frein : Cinnb.
VERRUES, prépuce : CINNB.
VERRUES, prépuce, saignant au toucher : Cinnb.
VERRUES, prépuce, face muqueuse : Cinnb.

MEMBRES

ÉRUPTIONS de la main, du dos des mains, excroissances verruqueuses : THUJ.
VERRUES : BAR-C., CALC., CAUST., DULC., LAC-C., NAT-C., NIT-AC., SEP., SULPH., THUJ., Anac., Ant-c., Ferr., Fl-ac., Lach., Lyc., Nat-m., Nat-s., Ph-ac., Psor., Rhus-t., Sil.
VERRUES des membres supérieurs : CALC., NAT-C., SEP., Caust., Nat-s., Nit-ac., Sil., Sulph.
VERRUES de l'avant-bras : Sil.
VERRUES de la main : BAR-C., CALC., CAUST., DULC., NIT-AC., SULPH., THUJ., Ant-c., Ferr., Fl-ac., Lach., Lyc., Nat-c., Nat-m., Ph-ac., Psor., Rhus-t., Sep.
VERRUES de la main, planes, superficielles : DULC., Sep.
VERRUES de la main, cornées : Ant-c., Caust., Sep., Thuj.

VERRUES de la main, prurigineuses : Sep.
VERRUES de la main, de la paume de la main : Anac., Dulc., Nat-m.
VERRUES des doigts : LAC-C., Bar-c., Calc., Caust., Dulc., Ferr., Fl-ac., Nat-m., Nit-ac., Rhus-t., Sep., Thuj.
VERRUES des doigts, du bout des doigts : CAUST.
VERRUES des doigts, de l'index : Caust.
VERRUES des doigts, de l'index, cornées : Caust.
VERRUES des doigts, de l'annulaire : Nat-s.
VERRUES des doigts, près des ongles : CAUST.

PEAU

VERRUES : ANT-C., BAR-C., BELL., CALC., CALC S., CAUST., CHIN., DULC., HEP., MERC-C., NAT-S., NIT-AC., SEC., STAPH., SULPH., THUJ., Ars., Aur., Benz-ac., Bov., Cupr., Ferr., Ferr-ar., Ferr-p., Fl-ac., Graph., Iod., Kali-c., Kali-chl., Lac-c., Lach., Lyc., Med., Merc., Nat-c., Ox-ac., Petr., Ph-ac., Psor., Rhus-t., Sabin., Sars., Sep., Sil., Verat.
VERRUES qui saignent : CAUST., THUJ., Nit-ac., Rhus-t.
VERRUES qui saignent en se lavant : Nit-ac.
VERRUES de couleur brune : Sep., Thuj.
VERRUES avec sensation de brûlure : Petr., Rhus-t., Sabin.
VERRUES sèches : Staph.
VERRUES planes : DULC., Caust., Sep., Thuj.
VERRUES charnues : Calc., Caust., Dulc.
VERRUES indurées : Ant-c., Calc., Caust., Sep., Sil., Sulph.
VERRUES qui se creusent, s'ombiliquent : Calc.
VERRUES cornées, kératosiques : ANT-C., Calc., Caust., Nit-ac., Sep., Sulph.
VERRUES déprimées : Ph-ac., Thuj.
VERRUES enflammées : Calc., Caust., Hep., Nit-ac., Sil.
VERRUES isolées : Lyc., Thuj.
VERRUES prurigineuses : Kali-c., Nit-ac., Sabin., Sep.
VERRUES déchiquetées : CAUST., NIT-AC., THUJ., Lyc., Sep.
VERRUES de grande taille : DULC., NIT-AC., THUJ., Caust., Rhus-t., Sep., Sil.
VERRUES humides : NIT-AC., THUJ., Caust., Rhus-t.
VERRUES anciennes : Calc., Caust., Kali-c., Nit-ac., Thuj.
VERRUES douloureuses : Bov., Calc., Caust., Nit-ac., Thuj.
VERRUES pédiculées : CAUST., NIT-AC., Dulc., Lyc., Med., Rhus-t., Staph., Thuj.
VERRUES pulsatiles : Calc., Petr., Sil.
VERRUES de couleur rouge : Calc., Thuj.
VERRUES arrondies : Calc.
VERRUES sensibles au toucher : NIT-AC., STAPH., Caust., Cupr., Nat-c., Thuj.
VERRUES de petite taille : Calc., Caust., Nit-ac., Sars., Sep., Sulph., Thuj.

VERRUES, à l'odeur de vieux fromage : THUJ., Calc., Graph., Hep.
VERRUES lisses : ANT-C., DULC.
VERRUES molles : NIT-AC., Ant-c., Calc., Thuj.
VERRUES avec sensation de piqûre d'insecte : NIT-AC., THUJ., Calc., Hep.
VERRUES avec sensation de piqûre : HEP., NIT-AC., Bov.
VERRUES qui suppurent : Bov., Calc., Caust., Hep., Nat-c., Sil., Thuj.
VERRUES à l'épiderme mince : Nit-ac.
VERRUES, ulcères : Ars., Calc., Nat-c.
VERRUES, ulcères, encerclées par des : Ars., Calc., Nat-c.
VERRUES flétries, desséchées : CHIN., SEC., Ars., Ferr., Ferr-ar., Ferr-p., Iod., Ph-ac., Sars., Verat.

LES MYCOSES DE L'ENFANT ET DE L'ADOLESCENT

Motif très fréquent de consultation chez l'enfant, les **mycoses cutanées** sont parfois de diagnostic difficile, pouvant être confondues avec l'eczéma et le psoriasis, souvent intriqués. Les ordonnances classiques associant kératolytique, corticoïde et antifungique ne sont pas toujours efficaces et, là encore, l'homéopathie, en traitant le terrain, permet souvent de résoudre le problème d'une manière élégante et définitive.

• DERMATOPHYTIES

Les agents en sont les dermatophytes, qui se répartissent en trois genres : *trichophyton* (Tr.), *epidermophyton* (E.) et *microsporum* (M.).

Dermatophyties de la peau glabre

Elles résultent toujours d'une contamination à partir d'une source extérieure, homme, sol, ou plus souvent, animal, en particulier animal de compagnie chez l'enfant. Certaines sont plus fréquentes chez le jeune enfant (herpès circiné, teignes), d'autres chez le « pré-ado » ou l'adolescent (« pieds d'athlète », intertrigos, onychomycoses).

– *Herpès circiné*

Très fréquent chez l'enfant. Tous les dermatophytes peuvent en être responsables. Ils réalisent ce que le langage populaire appelle les « *roues de sainte Catherine* » : lésions érythémato-squameuses prurigineuses à extension centrifuge, rondes, en cocarde (squameuses au centre, vésiculeuses à la périphérie), puis polycycliques lorsqu'elles confluent, réalisant des placards à contours géographiques.

– ***Dermatophyties des grands plis***

Les agents les plus fréquents en sont *T. rubrum* et *I. interdigitale* et *E. floccosum.* Ils réalisent typiquement au niveau inguinal l'« **eczéma marginé de Hebra** ». Plus volontiers mycose de l'adulte, elle peut se développer chez l'adolescent (garçon plus que fille), favorisée par le port de sous-vêtements ou de tenues de sport utilisés en commun. Elle réalise un intertrigo prurigineux de la face interne des cuisses, plus souvent symétrique, pouvant s'étendre aux plis inguinaux et au périnée.

– ***Dermatophyties du pied ou « pied d'athlète »***

Trois champignons sont responsables en France : *T. rubrum, T. mentagrophytes* et *E. floccosum.* La contamination se fait dans les locaux chauds et humides où l'enfant se déplace pieds nus (piscines, douches des stades). La mycose débute habituellement entre les orteils, et est entretenue par la sudation liée au port de chaussettes et de souliers (surtout les « tennis »). La gravité et l'intensité des symptômes sont variables, mais cet intertrigo doit être traité car il peut entraîner des complications, telles que l'extension loco-régionale, la surinfection, et les complications allergiques à distance (**dyshydrose** des paumes et des faces latérales des doigts, qui doit faire rechercher un foyer fongique à distance).

Teignes du cuir chevelu

Elles sont fréquentes, touchant volontiers le jeune enfant possesseur d'un animal domestique.

Teignes microsporiques et trichophytiques sont aussi appelées **teignes tondantes.**

– ***Teignes microsporiques***

L'agent en est surtout *M. canis* sous nos climats. Touchant surtout les enfants d'âge scolaire (moyenne d'âge : 6 ans), contagieuse (proximité des animaux domestiques : chats, chiens...), exceptionnellement épidémique en France (surtout le cas des autres *Microsporum*), elle guérit spontanément à la puberté. Elle se présente sous forme de placards érythémato-squameux uniques ou en petit nombre du cuir chevelu, de 3 à 6 cm de diamètre, sur lesquels tous les cheveux sont cassés, laissant un moignon entouré d'une gaine blanchâtre.

– ***Teigne trichophytique***

Les agents en sont *T. violaceum, T. tonsurans, T. soudanense.* Elle touche les enfants d'âge scolaire des deux sexes. Elle guérit aussi à la puberté. Elle se présente sous forme de petites plaques érythémato-squameuses de 1 à 2 cm de diamètre, irrégulières, recouvertes de cheveux grisâtres fragiles et cassants alternant avec la présence de cheveux non parasités.

– ***Teigne favique***

Les agents en sont *T. schönleinii* et *T. quinckeanum.* La contamination se fait le plus souvent dans l'enfance par contact avec un malade ou avec des rats. La puberté n'entraîne pas la guérison. Elle est peu contagieuse et se développe dans des conditions particulières de misère, de promiscuité et d'hygiène défectueuse. La lésion caractéristique en est le « godet favique » : petite masse d'environ 1 cm de diamètre, jaune soufre, cupuliforme, où les cheveux deviennent mats, cassant à quelques centimètres de leur émergence.

Dermatophyties unguéales

Affection due à la plupart des dermatophytes, dont l'inoculation se fait par grattage de foyers pré-existants ou par contamination loco-régionale. Elle débute sur le bord libre de l'ongle par une tache blanchâtre, qui s'étale progressivement. La lame unguéale devient jaunâtre, épaisse, friable. Sa surface est irrégulière et striée. Le diagnostic différentiel, important, se fait avec les candidoses unguéales, un psoriasis, une pelade ou une onychomycose à champignons opportunistes.

Traitement

– ***Traitement classique :***

Il fait appel aux antiseptiques locaux, surtout dérivés iodés (Bétadine), aux kératolytiques si la lésion est très kératosique, aux antifongiques locaux (dérivés imidazolés surtout, tolnaftate, ciclopiroxolamine), et aux antifongiques systémiques (griséofulvine, kétoconazole) en cas de teigne, et de lésions étendues ou unguéales. Il est clair que les traitements par voie générale sont potentiellement très toxiques, justifiant une surveillance biologique serrée.

– Traitement homéopathique

Plusieurs remèdes d'action locale peuvent se révéler d'un apport intéressant, secondés dans tout les cas par un **traitement de fond** basé sur un *raisonnement diathésique* ou une *répertorisation* attentive, et un **traitement local** qui se révèle souvent d'une efficacité remarquable à lui seul.

– Herpès circiné :

BERBERIS : draineur hépato-rénal, d'action régulière dans les dermatophyties. La lésion caractéristique est une plaque circinée prurigineuse avec prurit < grattage, > applications froides, guérissant du centre vers la périphérie, une zone périphérique cicatricielle pigmentée persistant pendant longtemps.

ZEA ITALICA : remède d'action profonde sur la peau. Prescrire en 3 X.

TELLURIUM : dartres sèches circulaires, avec démangeaisons entraînant un suintement fétide caractéristique. Atteinte des régions pileuses.

SEPIA : grand polychreste ayant beaucoup de symptômes cutanés dans sa pathogénésie, en particulier dartres annulaires indurées au centre, de type herpès circiné, siégeant préférentiellement aux plis des coudes, aux coins de la bouche et aux creux axillaires. Périodicité printanière nette.

– Teignes :

DULCAMARA : dartres circinées humides du cuir chevelu avec prurit < froid et le grattage.

PHOSPHORUS : cheveux couverts de pellicules, qui tombent en découvrant des plaques localisées d'épiderme squameux.

THALLIUM SULFURICUM : chute des cheveux chez un enfant amaigri.

HELLEBORUS : chute des cheveux dans la région occipitale. Mycose des ongles.

PHOSPHORIC ACIDUM : chute des poils (cheveux, sourcils), teigne chez un enfant transplanté. Suite de chagrin profond.

FLUORIC ACIDUM : éruptions croûteuses ou squameuses du cuir chevelu avec fort prurit.

– *Intertrigos :*

GRAPHITES : atteinte des grands plis ou du cuir chevelu. Toutes formes de mycoses : sèches et squameuses, suintantes avec sérosités jaune brun caractéristiques.

HYDROCOTYLE ASIATICA : eczéma marginé prurigineux.

– *Pieds d'athlète :*

MERCURIUS SOLUBILIS : tendance suppurative et sueurs locales. Prurit nocturne.

SILICEA : très souvent en cause comme remède de fond dans cette pathologie.

– *Mycoses unguéales*

TEUCRIUM MARUM : onyxis et surtout périonyxis, chez un enfant tout le temps enrhumé sujet aux vers intestinaux.

GRAPHITES : ongle très déformé à repousse rapide.

ANTIMONIUM CRUDUM : ongle épais, cassant qui repousse lentement.

Dans tous les cas de mycoses à dermatophytes, on peut associer une isothérapie diluée dynamisée, en ampoules : TRICHOPHYTON RUBRUM D8, TRICHOPHYTON TONSURANS D8, TRICHOPHYTON DEPRESSUM D8, ou en granules : MUCOR MUCEDO 4 CH.

• CANDIDOSES

Si une dizaine d'espèces de candida sont pathogènes pour l'homme, *Candida albicans* est responsable de la quasitotalité des candidoses. Cette levure appartient à la flore commensale bucco-digestive et vaginale. Sa présence sur la peau doit toujours faire rechercher un facteur favorisant (encadré).

Facteurs favorisant des candidoses cutanées

- **Facteurs locaux**
  Humidité, macération, obésité, frottement.
  Utilisation répétée d'antiseptiques acides.
  Contacts répétés avec l'eau ou le sucre.
  Utilisation prolongée de corticoïdes locaux.
- **Facteurs généraux**
  Diabète.
  Immunodépression, sida.
- **Facteurs iatrogènes**
  Antibiothérapie+++
  Corticothérapie générale, immunosuppresseurs.
  Neuroleptiques.

Intertrigos

Ils peuvent réaliser une atteinte des petits et des grands plis. Ils sont le plus souvent le fait d'une auto-inoculation à partir d'un réservoir digestif ou vaginal. Au début, l'éruption est érythémato-vésiculeuse, devenant rapidement suintante, formant un placard rouge sombre, bien limité, marqué par une collerette cornée blanchâtre. Des pustules satellites se développent en dehors du placard primitif.

Candidoses bucco-digestives

Elles peuvent atteindre tous les segments de l'appareil digestif.

- ***Perlèche***

Elle se localise aux commissures labiales. Très fréquente chez l'enfant, surtout après une antibiothérapie. Elle est favorisée par la succion du pouce, d'une tétine, ou par la présence prolongée de la salive dans la bouche (déglutition primaire, grosses amygdales).

- ***Chéilite***

Érythème, œdème, desquamation des lèvres s'accompagnant de sensation de tension, de brûlure.

Enfants anxieux qui mordent leurs lèvres.

- ***Muguet***

Affection banale du nourrisson ou du nouveau-né, il est caractéristique : dépôts blanchâtres d'aspect grumeleux ou crémeux, sur la langue ou la face interne des joues. Gênant parfois la succion, la stomatite candidosique peut devenir chronique ou disséminer, surtout aux autres parties du tube digestif (œsophage avec brûlures, rectum avec érythème fessier du nourrisson).

Candidoses génitales

- ***Vulvo-vaginites des petites filles***

Fréquentes, elles sont favorisées par la promiscuité (bains en commun) et la masturbation, habituelle à cet âge. Rougeur des grandes et des petites lèvres, leucorrhées, prurit permettront d'évoquer le diagnostic. Il peut s'associer une urétrite, avec son cortège de pollakiurie et de brûlures en urinant, mais l'E.C.B.U. est stérile.

- ***Balanites et balano-posthites***

Mêmes causes, mêmes effets ! La promiscuité entre parents et enfants ainsi que la masturbation du jeune garçon favorisent l'apparition de cette mycose localisée, qui peut aller jusqu'à la surinfection bactérienne en cas d'adhérences préputiales ou de paraphimosis.

Érythème fessier du nourrisson

Il touche 30 à 50 % des enfants de moins de 12 mois. L'occlusion par les couches entraîne une macération et de ce fait une fragilisation de l'épiderme. La présence de selles et d'urines constitue un facteur irritatif local. *Candida albicans* et les bactéries produisant de l'urée sont également en cause. Il existe plusieurs aspects cliniques des érythèmes fessiers, fonction de l'étiologie et de l'intrication des facteurs responsables :

- la **dermite des convexités**, « en W », essentiellement d'origine mécanique ;
- la **dermite des plis**, « en Y », d'origine infectieuse (candidose) ;

Très souvent, la dermite fessière est mixte, touchant plis et convexités, d'origine physicochimique et infectieuse.

- la **dermite psoriasiforme** du siège (« napkin psoriasis ») : lésions confluentes érythémateuses de tout le siège (« dermite des langes »). Il peut s'agir d'un **psoriasis** débutant, dont il faudra chercher d'autres localisations, ou d'un élément de la dermite séborrhéique du nourrisson de **Leiner-Moussus,** qu'on évoquera devant la présence d'éléments du cuir chevelu et des sourcils, réalisant la fameuse atteinte bipolaire.

Onyxis et périonyxis candidosiques

Fréquents chez l'enfant, ils sont favorisés par l'humidité et le grattage d'autres lésions. Ils commencent à la périphérie (paronychie), qui est douloureuse, tuméfiée, pour s'étendre à la partie proximale de l'ongle qui devient jaune, opaque, friable.

Traitement

– *Traitement classique*

Il associe pendant trois semaines, une toilette avec un savon neutre, un antifongique local (imidazolés surtout), une désinfection des foyers digestif et/ou vaginaux associés et la suppression des facteurs favorisants.

– *Traitement homéopathique*

Il repose là encore sur le traitement local épaulé par un traitement de fond prenant en compte l'ensemble des symptômes. Néanmoins, l'expérience des homéopathes a su dégager certains remèdes dont l'action locale s'avère fiable, à condition d'être intégrée dans une stratégie prenant en compte le global.

- *perlèche :* CONDURANGO 4 CH, STAPHYSAGRIA 4 CH
- *chéïlite :* ARUM TRIPHYLLUM 5 CH
- *muguet :* BORAX 4 CH, KALIUM MUR. 4 CH
- *vulvo-vaginites :* SEPIA 4 CH
- *érythèmes fessiers :* MEDORRHINUM + BENZOÏC ACIDUM

Dans tous les cas : CANDIDA ALBICANS D8.

• PITYRIASIS

Pityriasis versicolor

C'est une mycose cosmopolite de l'adolescent et de l'adulte jeune, inesthétique et récidivante, liée au passage à l'état parasitaire du saprophyte *Pityrosoron orbiculare (Malassezia furfur),* sous l'influence de facteurs physiologiques (hypersudation, séborrhée) ou génétiques. L'aspect est celui de petites macules arrondies, brun clair ou foncé, finement squameuses au grattage, pouvant confluer en nappes siégeant sur la partie thoracique haute. Elles peuvent évoluer vers une achromie inesthétique.

Chez l'enfant, il ne faut pas le confondre avec le **pityriasis alba**, forme clinique particulière de l'**atopie**, dont il faudra rechercher d'autres localisations (dartres, desquamation plantaire...).

Maladie de Leiner-Moussus

Cette dermite séborrhéique bipolaire du nourrison, bien connue des pédiatres, semble pouvoir être attribuée, au moins partiellement, à une colonisation cutanée par *Pityrosporum ovale.*

Traitement

– ***Traitement classique***

Pour le pityriasis versicolor : soit application biquotidienne d'un imidazolé, soit toilette au Mercryl suivie d'une application de Selsun, puis rinçage. Dans les cas très étendus ou récidivants : Nizoral.

Le Leiner-Moussus se traite comme les dermites candidosiques.

– ***Traitement homéopathique***

Il accompagne là encore le traitement local.

– *Pityriasis :*
PITYROSPORON D8,
SACCHAROMYCES APICULATA D8,
AMMI VISNAGA 4 CH (achromie).

– *Leiner-Moussus :*
ENTEROCOCCINUM 5 CH
PITYROSPORUM D8
GRAPHITES : suintement jaune, atteinte des sourcils ;
BELLADONNA : peau rouge, chaude, vernissée ;
MEZEREUM : sécrétions blanchâtres. Caries du collet ;
ANTIMONIUM CRUDUM : enfant glouton, obèse. Dermite par frottement et défaut d'hygiène.

• ÉTUDE RÉPERTORIALE

RÉPERTOIRE DERMATOPHYTIES

TÊTE

ÉRUPTIONS, herpès circiné : CALC., DULC., Phyt., Sep., tell., tub. [2 2 2]

ÉRUPTIONS, teigne tonsurante (voir herpès circiné) [0 0 0]

FACE

ÉRUPTIONS, herpès circiné : TUB., Graph., Nat-c., Nat-m., Sep., Tell., anag., bar-c., calc., cinnb., clem., dulc., hell., kali-chl., lith., lyc., phos., sulph., tarent. [1 5 13]

ABDOMEN

ÉRUPTIONS, herpès circiné : nat-m., tell. [0 0 2]

MEMBRES

ÉRUPTIONS du coude, herpès circiné : cupr. [0 0 1]

PEAU

ÉRUPTIONS herpétiques circinées : NAT-M., PHYT., SEP., TELL., TUB., Bar-c., Calc., Eup-per., Graph., Lith., Nat-c., all-s., anac., anac-oc., anag., chlol., clem., dulc., hell., hep., hippoz., iod., mag-c., phos., spong., sulph., ter., thuj. [5 6 17]

ÉRUPTIONS herpétiques circinées, herpès circiné : NAT-M., PHYT., SEP., TELL., TUB., Bar-c., Calc., Eup-per., Graph., Lith., Nat-c., all-s., anac., anac-oc., anag., chlol., clem., dulc., hell., hep., hippoz., iod., mag-c., phos., spong., sulph., ter., thuj. [5 6 17]

ÉRUPTIONS herpétiques circinées, tous les printemps : SEP. [1 0 0]

RÉPERTOIRE DES ONYXIS

MEMBRES

CASSANTS, ongles des doigts : GRAPH., PSOR., Alum., Ambr., Dios., Fl-ac., Nit-ac., Sil., Sulph., Thuj., ant-c., ars., calc., cast-eq., merc., sep., squil. [2 8 7]

CASSANTS, ongles des orteils : Sil., Thuj., cast-eq. [0 2 1]

CASSANTS, ongles des orteils s'effritent : Sil., Thuj., ars., sep. [0 2 2]

CANNELÉS, ongles : SIL., Thuj., ars., fl-ac., sabad. [1 1 3]

CANNELÉS, ongles, transversalement : ars. [0 0 1]

RABOUGRIS, dont la croissance s'est arrêtée, ongles des doigts : GRAPH., SIL., Caust., Nit-ac., Sabad., Sep., Thuj., alum., sulph. [2 5 2]

RABOUGRIS, dont la croissance s'est arrêtée, ongles des orteils : GRAPH., SIL., Caust., Nat-a., Nit-ac., Thuj., ars., sabad., sep. [2 4 3]

INCURVÉS, ongles des doigts : Nit-ac. [0 1 0]

INCURVÉS, ongles des doigts, au cours de la tuberculose : med., tub. [0 0 2]

COLORATION, doigts, ongles : ant-c., ars., graph., nit-ac., thuj. [0 0 5]

COLORATION, doigts, ongles gris : Sil., merc-c. [0 1 1]

COLORATION, doigts, ongles blancs : cupr., cupr-a., nit-ac., sil. [0 0 4]

COLORATION, doigts, ongles blancs, taches blanches : SIL., Nit-ac., alum., ars., sep., sulph. [1 1 4]

COLORATION, doigts, ongles jaunes : CON., SEP., SIL., Merc., Nit-ac., Nux-v., Sulph., am-c., ambr., aur., bell., bry., canth., carb-v., cham., chin., ferr., ign., lyc., op., plb., spig. [3 4 15]

COLORATION, orteils, ongles : Ars., Graph., Nit-ac., Ox-ac., Sil., apis., camph., dig. [0 5 3]

DÉFORMÉS, ongles : GRAPH., SIL., Fl-ac., Sep., Thuj., alum., anan., calc., merc., sabad., sulph. [2 3 6]

DÉFORMÉS, ongles des orteils : GRAPH., anan., merc., sep., thuj. [1 0 4]

EXFOLIATION des ongles : GRAPH., Hell., Merc., Sec., Sil., Ust., alum., ant-c., apis., ars., cast-eq., chlor., crot-h., form., pyrog., rhus-t., sabin., sep., squil., sulph., thuj. [1 5 15]

CHUTE des ongles : ars., hell., ust. [0 0 3]

CROISSANCE des ongles : Ant-c., fl-ac., wies. [0 1 2]

CROISSANCE des ongles, les ongles ne poussent pas : Ant-c. [0 1 0]

CROISSANCE des ongles rapide, accélérée : fl-ac., wies. [0 0 2]

CORNÉES, excroissance cornée sous les ongles : Ant-c., graph. [0 1 1]

DÉCOLLEMENT des ongles des doigts (voir exfoliation) [0 0 0]

RUGOSITÉ des doigts, des ongles : SIL., Graph. [1 1 0]

RUGOSITÉ des doigts, des ongles, nervurés : thuj. [0 0 1]

RUGOSITÉ des doigts, des ongles, avec stries longitudinales : fl-ac. [0 0 1]

LENTEUR de croissance des ongles des doigts : Ant-c. [0 1 0]

FEUILLETAGE, dédoublement des ongles : ANT-C., SIL., Squil., sulph. [2 1 1]

TACHETÉS, ongles : SIL., Nit-ac., alum., ars., ph-ac., sep., sulph., tub. [1 1 6]

RABOUGRIS, dont la croissance s'est arrêtée, ongles (voir rabougris) [0 0 0]

ÉPAIS, ongles : GRAPH., SIL., Ant-c., Ust., alum., calc., merc., sabad., sep., sulph. [2 2 6]

ÉPAIS, ongles des doigts : GRAPH., alum., sabad. [1 0 2]

ÉPAIS, ongles des orteils : Graph., sec. [0 1 1]

MINCES, ongles : ars., op. [0 0 2]

PROBLÈMES CUTANÉO-MUQUEUX DES NOUVEAU-NÉS ET DES NOURRISSONS

La peau des bébés n'est pas aussi fragile qu'on le pense : encore faut-il ne pas l'aggresser sans cesse par l'utilisation intempestive de laits de toilette ou de savons « pour bébés », qui contiennent souvent des parfums allergisants qui peuvent engendrer une réaction cutanée eczémateuse orthoergique.

Eau et savon de Marseille suffiront pour l'hygiène quotidienne. Les différentes crèmes, lotions, pommades ne devront être utilisées que dans des indications précises, après avis du médecin homéopathe. L'utilisation des laits de toilette devra toujours être suivie de rinçage.

Maintes situations, pour bénignes qu'elles soient, peuvent être améliorées par quelques médicaments homéopathiques de prescription simple, mais bien ciblée.

Les remèdes proposés sans indication de posologie sont à donner à raison de 1 à 2 granules, 1 à 6 fois par jour selon le cas.

• CHEZ LE NOUVEAU-NÉ

Sécheresse cutanée

Il arrive fréquemment que le nouveau-né présente une peau sèche ou fragile, se fissurant au niveau des plis, suintant parfois, source de surinfection. Un traitement par des colorants (millian aqueux, éosine aqueuse...) en cas de suintement s'avérera le plus souvent suffisant. On peut y ajouter :

- SARSAPARILLA 4 CH, avec NATRUM MURIATICUM 9 CH, 1 dose une fois ;
- une crème, aux endroits les plus secs : Atoderm P.O., LIPIKAR.

Cyanose des extrémités

Il est rare que l'acrocyanose isolée soit due à quelque lésion cardio-circulatoire congénitale. Elle est plutôt le reflet d'un ralentissement circulatoire passager, fonctionnel, ou d'un terrain spasmodique qui orientera très tôt vers le type sensible de cet enfant. Le plus souvent, il ne faut rien faire. Mais si le trouble persiste, ou inquiète la mère, on peut essayer de le faire disparaitre plus rapidement avec :

- PULSATILLA 5 CH si le bébé ne présente aucune particularité saillante.
- CUPRUM METALLICUM 4 CH si le nouveau-né est « nerveux », agité, trémulant, exprimant des douleurs spamodiques, en particulier à type de coliques.
- CARBO VEGETABILIS 5 CH s'il s'agit d'un bébé fragilisé par un accouchement difficile ou une hospitalisation.

Ecchymoses et hémorragies conjonctivales

- ARNICA 5 CH est un des remèdes les plus utiles dans cette période néonatale, surtout en présence de saignements non extériorisés, souvent post-traumatiques (forceps, dystocie...). On peut l'associer à CHINA 4 CH.

Céphalhématome et bosse séro-sanguine

Là encore, ARNICA sera le médicament principal. Il sera bien accompagné par :

- SILICEA 9 CH, 1 dose,
- suivi de CALCAREA SULFURICA 9 CH, 1 dose,
- et de CALCAREA FLUORICA 15 CH, 1 dose, pour aider la

calcification du céphalhématome à se résorber plus rapidement.

L'ictère

L'homéopathie peut aider dans deux situations précises :

- en cas d'ictère physiologique, en appoint d'une photothérapie éventuelle ;
- en cas « d'ictère au lait de mère », où l'on sait que la persistance de la coloration pendant parfois deux mois peut inquiéter, voire désoler la maman :
  - SEPIA 5 CH est le meilleur médicament, à essayer systématiquement, mais d'autant plus indiqué que la mère présente des antécédents hépatiques et ptosiques ;
  - ACONIT 5 CH si l'ictère est « nu », mais avec notion de forte anxiété maternelle pendant la grossesse ou l'accouchement ;
  - CHINA 5 CH si le bébé est pâle, anémié, avec troubles digestifs, ballonnements ;
  - BOVISTA 4 CH : nouveau-né bouffi, ballonné, en proie à des coliques importantes, paradoxalement améliorées en mangeant ;
  - NATRUM SULFURICUM 9 CH, 1 ou 2 doses : ictères survenus après un accouchement difficile (réanimation néonatale, forceps, césarienne...). Selles trop liquides avec coliques importantes.

La crise génitale du nouveau-né

- La mammite : LAC CANINUM 5 CH est souvent très efficace, avec PHYTOLACCA 4 CH ;
- l'acné néonatale : elle guérit spontanément avant le troisième mois. On peut néanmoins proposer :
  - KALIUM BROMATUM 5 CH si les éléments sont nombreux et volumineux ;
  - BROMIUM 4 CH si la peau est fine et sèche ;
  - GRAPHITES 4 CH si la peau est épaisse, pâle, avec ten-

dance au suintement (présence de croûtes de lait). SULFUR 9 CH, 1 dose, sera d'un appoint précieux.

Angiomes

Plans ou tubéreux, ils disparaissent spontanément en plusieurs mois ou années dans la plupart des cas. Certains peuvent régresser plus rapidement avec FLUORIC ACIDUM 15 CH, une dose par mois pendant plusieurs mois.

Les angiomes plans des paupières ou de la nuque peuvent parfois disparaître plus rapidement avec COCCULUS INDICUS 15 CH, une dose tous les 15 jours pendant deux mois.

Ongles incarnés

Petite pathologie devenue fréquente, source de panaris, pouvant être le point de départ d'affections plus graves (staphylococcies), elle sera traitée avec soin :

- couper les ongles (pas trop court) avec des ciseaux adaptés après le bain ;
- si début d'inflammation : trempage avec Dakin dilué ;
- application d'éosine alcoolisée ;
- associer à : TEUCRIUM MARUM 4 CH et GRAPHITES 4 CH.

• CHEZ LE NOURRISSON

La peau est un organe à part entière, aux fonctions multiples (protection, thermorégulation, synthèse de la vitamine D...) et souvent mal connues chez le nourrisson. Aussi le meilleur traitement des affections cutanées de cet âge est-il préventif, des règles d'hygiène simples permettant de préserver l'intégrité de cet organe essentiel.

Son rôle principal est celui de barrière : elle retient les constituants de l'organisme (l'eau en particulier) et s'oppose à la pénétration des substances étrangères. Mais la perméabilité de la peau du nourrisson est importante, pouvant être accrue par des irritations ou inflammations. Il convient donc d'être très attentif à ne pas appliquer des crèmes dont on ne connaît pas la composition, ou qui contiennent des substances toxiques (camphre, bismuth, mercure, chrome...).

Les érythèmes fessiers

Ils représentent une des sources de tracas les plus fréquentes pour les mères et les pédiatres. Comme nous l'avons dit, la prévention par une hygiène simple est primordiale. Quelques règles sont fondamentales :

- les changes doivent être fréquents pour limiter l'humidité (6 à 8 fois par jour) ;
- à chaque change, laver les fesses du bébé avec de l'eau et du savon de Marseille ou du savon surgras. Rincer abondamment. Sécher parfaitement pour éviter toute macération ;
- éviter l'utilisation systématique de pommades ; préférer, surtout pour les plis, ou s'il y a un début de suintement, l'application de colorants (éosine aqueuse à 2 %, millian aqueux...). Certaines pommades peuvent s'avérer efficaces néanmoins : crème au Calendula, Sensiclean gel, Mitosyl, voire des poudres cicatrisantes : Trophiderm par exemple ;
- si l'érythème fessier est installé : supprimer les couches et laisser au maximum les fesses du bébé à l'air libre, et préférer les changes en tissu (ou les cotocouches) ;
- consulter le médecin en cas de surinfection (bactérienne ou mycosique), de persistance ou d'extension des lésions (un érythème fessier pouvant révéler une infection urinaire : pratiquer un ECBU !)

Le traitement homéopathique vient en complément de ces mesures, les traitements locaux n'étant pas toujours aussi rapidement efficaces qu'on le voudrait :

- KREOSOTUM 4 CH : lésions à vif, saignantes (périanite érosive).
- STAPHYSAGRIA 4 CH : érythème siégeant sur les parties génitales, très prurigineux.
- BELLADONNA 4 CH : peau rouge, chaude, moite, sensible.

- Petroleum 4 CH : lésions des parties génitales ; prépuce et bourses, ou grandes lèvres, enflés ; en association avec Croton tiglium 4 CH si le prurit est intense, et Nitri acidum 4 CH si la douleur est intense.
- Graphites 4 CH : rougeur des plis surtout, avec suintement, voire début de surinfection.
- Apis 4 CH : peau rosée, œdématiée, avec douleurs améliorées par des applications froides.
- Rhus toxicodendron 4 CH : peau rouge foncé, douleurs avec agitation nocturne ; prurit aggravé par l'eau froide, amélioré par les applications chaudes.
- Benzoïc acidum 4 CH : irritation liée à des urines très fortement ammoniacales.
- Medorrhinum 9 CH et Sulfur 9 CH en doses seront très utiles comme médicaments de fond, ainsi que le biothérapique Enterococcinum 9 CH, si l'inflammation fessière s'intègre dans le tableau général de la maladie de Leiner-Moussus (avec Graphites 9 CH comme remède de fond). Associer à Pityrosporum D8 en ampoules.

Le muguet

Il peut apparaître dès les premiers jours de vie et être source d'anorexie ou de troubles digestifs. Dans un second temps, par essaimage par voie digestive, il peut être à l'origine d'un érythème fessier. Le traitement classique fait intervenir des bains de bouche à l'eau bicarbonatée, ainsi que l'administration de molécules antimycosiques (Mycostatine, Fungizone, Pevaryl...). Le traitement homéopathique seul est souvent efficace :

- Borax 5 CH : éléments blanchâtres punctiformes ; bébé nerveux, hypersensible au bruit et aux mouvements de bercement ou de déplacement du corps.
- Natrum carbonicum 9 CH : même tableau local que Borax, mais présence de troubles digestifs : régurgitations, vomissements.
- Kalium muriaticum 5 CH : plaques plus étendues, avec enduit blanchâtre sur la langue.

- ALŒ 4 CH : lésions localisées à l'intérieur des joues.
- NATRUM PHOSPHORICUM 9 CH : manifestations digestives plus accusées, allant jusqu'à la diarrhée irritante avec ulcération du pourtour anal.
- SULFURIC ACIDUM 9 CH : cas rebelles, avec muqueuse buccale à vif, comme brûlée par un acide.

Le biothérapique CANDIDA ALBICANS, en doses, en 9 ou 15 CH, ou en ampoules, en D8, peut être administré une fois par semaine pendant plusieurs semaines dans les formes trainantes.

Les dermatoses microbiennes

Caractérisées par une éruption vésiculeuse ou bulleuse, tendant rapidement à l'extension locale, réalisant le classique **pemphigus** ou **pyodermite**, elles peuvent diffuser par voie hématogène. Ce danger justifie le recours systématique au traitement sous contrôle médical. Néanmoins, dans les formes débutantes, les soins locaux (éosine alcoolisée, pommade antibiotique) suffisent le plus souvent à enrayer l'évolution. On peut hâter la guérison avec quelques médicaments comme :

- ARNICA 5 CH : petits boutons purulents, saignant dès qu'on les perce.
- CANTHARIS 5 CH : grosses bulles, comme des brûlures, tendant à la dissémination.
- RANUNCULUS BULBOSUS 4 CH : éléments bulleux plus petits, tendant à se rassembler en bouquets ; les soins sont douloureux.
- ECHINACEA 9 CH : si les vésicules s'étendent rapidement.

Les biothérapiques STAPHYLOCOCCINUM et STREPTOCOCCINUM en 9 CH, en dose hebdomadaire en cas de persistance ou de récidive, sont de bons compléments thérapeutiques.

Les croûtes de lait

Ce sont de petites lésions écailleuses du cuir chevelu, plus ou moins larges, ou colorées, pouvant persister de nombreux mois (voire années !), source de désagréments, tant pour le bébé que pour la mère, car inesthétiques. Elles sont dues à la sueur et à la séborrhée. Elles peuvent prendre de l'ampleur et s'intégrer dans le tableau de la maladie de Leiner-Moussus. Le traitement local à base de vaseline ou de vaseline salicylée à 1 %, ou Cold Cream salicylée, en viendra à bout. Quelques médicaments éviteront la récidive :

- GRAPHITES 4 CH : croûtes larges, jaunes comme du miel, parfois suintantes. Lésions siégeant sur et entre les sourcils.
- OLEANDER 4 CH : éruptions suintantes et sanguinolentes ; extension au front et derrière les oreilles.
- VIOLA TRICOLOR 4 CH : croûtes épaisses, suintant un liquide jaune, adhérent.
- VINCA MINOR 4 CH : croûtes suintantes agglutinant les cheveux.
- PETROLEUM 4 CH : croûtes jaunâtres, prurit, suintement aqueux ; aggravation par le froid et l'hiver.

Les taches pigmentaires

Nous avons vu plus haut l'aide qu'on pouvait proposer pour les angiomes. En ce qui concerne les taches café au lait, il faut évoquer la maladie de Recklinghausen lorsqu'elles sont multiples. Quand elles sont rares, mais étendues, on a pu observer des régressions ou des stabilisations avec SEPIA 15 CH en doses mensuelles pendant plusieurs mois.

Le suintement ombilical

Il doit être prévenu par une hygiène correcte :

- ne pas baigner le nourrisson tant que le nombril n'est pas parfaitement cicatrisé et sec ;
- laver le bébé avec de l'eau tiède et du savon avec deux gants de couleur différente : l'un pour le corps, l'autre pour le siège ;
- désinfecter l'ombilic avec de l'alcool à 60° et sécher avec de l'éosine aqueuse à 2 % ;

– traiter les suintements persistants, liés à la présence persistante de bourgeons cicatriciels, avec du nitrate d'argent.

Quelques médicaments s'avèrent précieux pour hâter l'assèchement :

– ABROTANUM 5 CH : chez un bébé faible, ne prenant pas de poids malgré une faim vorace.
– NUX MOSCHATA 4 CH : suintement ombilical chez un bébé somnolent ; distension post-prandiale immédiate de l'abdomen avec selles difficiles à expulser, bien que molles.
– CALCAREA CARBONICA 9 CH et CALCAREA PHOSPHORICA 9 CH en doses hebdomadaires, trois à quatre doses, seront des compléments indispensables, dans tous les cas.

Les dartres

Ces éléments de sécheresse cutanée, en plaques ou en taches arrondies ou ovalaires, prurigineux ou non, qu'on appelle « dartres » peuvent représenter l'avant-garde d'une véritable maladie, l'**eczéma constitutionnel** ou **eczéma atopique**, maladie allergique à transmission héréditaire (certains gènes codant pour l'allergie).

Bien entendu, lorsque ces « dartres » confluent, suintent, grattent, gênent le sommeil du nourrisson, s'infectent, réalisant le tableau de l'eczéma, elles sont du ressort d'une stratégie réglée, et sortent du cadre de l'automédication. Néanmoins, le problème n'est pas toujours aussi préoccupant, ou les dartres peuvent faire partie d'un tableau de sécheresse cutanée constitutionnelle, ou **xérose**, sans atteindre le degré d'extension de l'eczéma.

C'est dans ces cas que l'on peut mettre en route une thérapeutique homéopathique simple, accompagnée de quelques mesures de bon sens :

– arrêt du savon de Marseille, trop desséchant, en le remplaçant par un savon surgras ou un pain au lait d'avoine ;
– graissage de la peau avec des émollients (Xéroderm, Nio-

léol à l'huile d'onagre, cérat de Gallien par exemple), utilisation d'huiles de bain (se méfier car le bébé devient glissant !). Tâtonner pour trouver le meilleur compromis, adapté à chaque cas ;
- éviter l'utilisation de lessives et d'adoucissants pour le lavage des vêtements qui entrent directement avec la peau (très efficace !) ;
- éviter les sous-vêtements synthétiques, et les habits en laine, ainsi que les assouplissants textiles ;
- s'abstenir d'utiliser laits de toilette et autres cosmétiques qui contiennent souvent des parfums allergisants.

Le traitement homéopathique peut compléter efficacement ces mesures :

- BELLADONNA 4 CH : la peau est rouge et chaude, sèche.
- APIS MELLIFICA 4 CH : dartres avec œdème ; amélioration par des applications froides.
- RHUS TOXICODENDRON 5 CH : apparition d'éléments vésiculeux avec prurit qui engendre le saignement.
- MEZEREUM 4 CH : dartres recouvertes d'une croûtelle blanchâtre, parfois épaisse ; siégeant préférentiellement autour de la bouche.
- GRAPHITES 4 CH : début de suintement jaune comme du miel ; aggravation par le froid ; bébé gras, constipé et frileux.
- PETROLEUM 4 CH : dartres fissuraires, aggravées par le froid.
- CICUTA VIROSA 4 CH : dartres du visage avec croûtes jaunâtres.
- ANTIMONIUM CRUDUM 4 CH : dartres du visage chez un bébé gras, glouton, grognon, à la langue blanche comme du lait.

L'action de ces médicaments sera heureusement complétée par la prescription du médicament de fond, personnalisé, du nourrisson. Ce pourra être PSORINUM, SEPIA, SULFUR, ARSENICUM ALBUM, NATRUM MURIATICUM, CALCAREA CARBONICA ou tout autre remède d'action profonde dont l'indication ne pourra être posée qu'après un interrogatoire et un examen clinique complets.

On n'insistera donc jamais assez sur la nécessité de consulter le médecin homéopathe si les lésions persistent ou s'aggravent malgré les mesures préventives simples mises en route par les parents.

PEAU ET INFECTIONS BACTÉRIENNES

Vouloir consacrer un chapitre au traitement homéopathique des suppurations à notre époque de débauche antibiotique peut paraître désuet, voire franchement démodé. Il n'en est rien, car la pratique montre que, si les antibiotiques ont transformé le pronostic des infections bactériennes, ils n'en n'ont pas modifié la fréquence, ni l'évolution récidivante. C'est dans ces domaines que le traitement homéopathique bien conduit reste d'actualité pour le pédiatre.

• Suppurations aiguës

Toutes les suppurations évoluent sur un mode similaire bien connu : stade inflammatoire, collection, abcédation, évacuation, guérison. Nous allons d'abord envisager les principaux remèdes homéopathiques de ces suppurations cutanées aiguës, quels qu'en soient le germe responsable et la localisation, en basant leur indication sur les différents stades évolutifs.

Le traitement local antiseptique, voire antibiotique, reste bien entendu la base de la thérapeutique, suffisant à lui seul dans le plupart des cas.

L'homéopathie, après en avoir bien pesé les indications, aide le processus à évoluer harmonieusement vers la guérison, en prévenant les récidives.

Stade inflammatoire

Belladonna : sa pathogénésie résume parfaitement le quaternaire symptomatique bien connu de l'inflammation : rougeur, chaleur, douleur, tumeur. Congestion, rougeur brillante, rayonnante de chaleur. Douleurs vives, aiguës, pulsatilles, lancinantes. Hypersensibilité de tous les sens. Hyperthermie souvent associée, avec soif.

HEPAR SULFUR : inflammation avec hypersensibilité à la douleur, au froid, au moindre contact même celui des vêtements. Douleurs piquantes intenses, comme par des échardes. Ce remède est aussi indiqué au stade suppuratif, raison pour laquelle il faut être prudent dans son administration, et veiller à « coller » au stade du processus : hautes dynamisations au début, au stade inflammatoire (9 ou 15 CH), pouvant faire régresser la lésion ; basses dilutions au stade collecté (4-5 CH), **à condition que le pus puisse se drainer vers l'extérieur** (sinon : abstention formelle !). Certaines localisations sont en elles-mêmes des contre-indications : furoncles du conduit auditif, de l'aile du nez, de la lèvre, otite purulente à tympan fermé.

TARENTULA CUBENSIS : tous les états inflammatoires avec douleurs brûlantes intenses obligeant l'enfant à marcher, s'accompagnant rapidement de prostration. Coloration bleuâtre des lésions.

APIS : congestion rosée, vernissée, avec œdème pâle. Douleurs brûlantes et piquantes, > par le froid. Absence de soif. Convient mieux au traitement d'une brûlure.

ACONIT : congestion sèche. Début brusque et violent, douleurs intolérables, < froid. À donner au tout début du processus.

ARSENICUM ALBUM : douleurs, prurit brûlant comme par des charbons ardents, > par la chaleur locale, < froid. Tendance à la supppuration. L'état général s'altère rapidement : anxiété, agitation, insomnie.

Stade de suppuration

HEPAR SULFUR : pus mélangé à du sang, sentant le vieux fromage. Les basses dynamisations aident à la fistulisation, à condition que le pus puisse s'évacuer vers l'extérieur.

ANTHRACINUM : douleurs brûlantes avec infiltration locale

bleuâtre et état présepticémique (prostration). Suites de piqûres d'insectes et de blessures septiques.

MERCURIUS SOLUBILIS : évolution lente et progressive vers la suppuration, sans dégagement de chaleur locale. Douleurs moins vives, < la nuit et par la chaleur. Pus verdâtre, sanguinolent, excoriant.

PYROGENIUM : tendance phlegmoneuse, fébricule accompagné de tachycardie paradoxale. Pus d'odeur cadavérique. C'est « l'antibiotique » homéopathique.

PUTRESCINUM : mêmes indications que PYROGENIUM.

Suppurations traînantes ou récidivantes

SILICEA : toute suppuration persistante sans tendance à la guérison, sur un état général affaibli.

CALCAREA SULF. : plaies qui ne guérissent pas, avec écoulements purulents, épais, jaunâtres, grumeleux.

PSORINUM : suppurations périodiques chez des enfants amaigris, affaiblis, frileux.

Maturation traînante

CARBO ANIMALIS : peu de douleurs, zone indurée entourée d'une hypervascularisation veineuse.

CARBOLIC ACIDUM : brûlures vives pruriantes < froid. Exsudation irritante fétide, lenteur d'apparition du stade collecté.

• FURONCLES

Le furoncle est une folliculite profonde (infection centrée par un poil) qui s'accompagne d'une périfolliculite nécrosante, responsable du classique bourbillon. L'anthrax est une agglomération de furoncles. Le germe responsable est le staphylocoque doré (Mannitol+). Les furoncles ont tendance à se succéder par poussées évoluant sur des mois, voire des années, réalisant une véritable maladie : la **furonculose**, gênante surtout par l'absentéisme scolaire qu'elle engendre. Chez l'enfant, la furonculose touche surtout les sujets psoriques, stressés par des rythmes scolaires inadaptés, chez qui l'alimentation déséquilibrée est orientée à l'excès vers le sucre. Il faudra d'ailleurs rechercher des antécédents familiaux de diabète.

Signalons la gravité exceptionnelle des furoncles siégeant dans le trapèze dessiné par les angles des paupières et les coins des lèvres, dont le traitement est une urgence.

La thérapeutique classique repose sur l'antibiothérapie. Elle n'empêche pas les récidives – expression d'un dérèglement interne que seuls la correction des erreurs liées au mode de vie et le traitement homéopathique sauront empêcher.

Tous les médicaments vus plus haut sont possibles, dans leurs indications locales et générales.

Citons plus particulièrement dans cette indication :

MYRISTICA SEBIFERA : action aussi puissante qu'HEPAR SULFUR. C'est le « bistouri » homéopathique. Particulièrement indiqué au début du furoncle.

LACHESIS : furonculose chronique chez un enfant très sensible à l'abandon, présentant une alternance d'excitation et d'apathie. Aspect bleuté du furoncle. Douleur < au moindre contact. Ecchymoses fréquentes, plaies qui saignent facilement.

CROTALUS : semblable à LACHESIS, mais douleurs plus brûlantes.

STAPHYLOCOCCINUM : nosode efficace pour éviter les récidives. Compléter avec STREPTOCOCCINUM, et donner en dynamisations moyennes (9 CH) ou hautes.

SULFUR : grand remède de fond dans les furoncles récidivants de l'enfant. L'expérience pédiatrique semble montrer que ce sont surtout les médicaments psoriques (ARSENICUM ALBUM, LYCOPODIUM, PSORINUM...) qui permettent d'enrayer définitivement les poussées de furonculose.

• IMPÉTIGOS

L'impétigo est une pyodermite streptococcique ou staphylococcique très contagieuse. On rencontrait souvent cette infection chez les enfants en milieu scolaire (la gourme). Les antibiotiques en ont profondément modifié la fréquence. Il se voit encore, mais le plus souvent comme surinfection d'une lésion préexistante, siégeant préférentiellement autour de la bouche (tétines, tic de léchage...), des paupières (frottement et manque d'hygiène...) ou sur le cuir chevelu (poux). Le traitement classique est purement local : antiseptique (HEXOMEDINE), antibiotique antistaphylococcique (FUCIDINE).

Le traitement homéopathique, complétant le traitement local, repose surtout sur les remèdes de fond. Quelques médicaments d'action ponctuelle peuvent néanmoins s'avérer précieux.

GRAPHITES : dartre suintante, croûteuse, sous laquelle suinte un liquide visqueux jaune, épais, comme du miel. Prurit < la nuit, par la chaleur, par le lavage.

MEZEREUM : croûtes blanchâtres, épaisses, sous lesquelles sourd un pus blanc-jaunâtre, < chaleur du lit et de l'été, < grattage.

LAPPA MAJOR : croûte grisâtre avec exsudat purulant malodorant.

ANTIMONIUM CRUDUM : croûtes épaisses et jaunâtres des commissures (lèvres, paupières, narines). Prurit, < bains froids. Gros enfants gloutons, irritables, coléreux, langue blanche.

CICUTA VIROSA : épaisses croûtes jaune citron, peu ou pas douloureuses.

CALENDULA : douleurs intenses, plaies qui ne guérissent pas malgré les traitements.

ECHINACEA : toute suppuration avec tendance à la lymphangite avec adénopathies satellites et à l'altération de l'état général.

RÉPERTOIRE IMPÉTIGO

TÊTE

ÉRUPTIONS, impétigo : ARUM-T., MERC., Calc., Caust., Iris., Petr., Viol-t., ars., bar-c., calc-p., con., hep., phos., rhus-t., rhus-v., sil., sulph. [2 5 10]

ÉRUPTIONS, impétigo, à la limite des cheveux : Nat-m. [0 1 0]

OREILLE

ÉRUPTIONS, derrière les oreilles, impétigo : Nat-m. [0 1 0]

FACE

ÉRUPTIONS, impétigo : Cic., Con., Crot-t., Dulc., Graph., Hep., Kali-bi., Lyc., Merc., Mez., Nit-ac., Rhus-t., Viol-t., ant-c., ars., calc., kreos., sep. [0 13 5]

ÉRUPTIONS, impétigo du front : Merc., Rhus-t., Viol-t., ant-c., kreos., led., sep., sulph.

ÉRUPTIONS, impétigo du front, entre les sourcils : Merc. [0 1 0]

ÉRUPTIONS, impétigo, autour des lèvres : tarent. [0 0 1]

DOS

ÉRUPTIONS, impétigo : Nat-m., Petr. [0 2 0]

MEMBRES

ÉRUPTIONS du pied, du dos du pied, impétigo : Carb-s. [0 1 0]

PEAU

ÉRUPTIONS, impétigo : Ars., Calc-p., Carb-s., Cinnb., Dulc., Hep., Iris., Jug-c., Kali-bi., Kali-i., Nit-ac., Ph-ac., Rhus-t., alum., am-c., ang., ant-c., arg-n., ars-i., arum-t., bar-c., calc., carb-ac., carb-v., caust., cic., clem., con., crot-t., graph., hydrc., kreos., lact., lyc., merc., mez., nat-c., nat-m., olnd., phos., rhus-v., sars., sep., sil., staph., sulph., tarent., thuj., viol-t. [0 13 36]

• PANARIS

Le panaris est une pathologie fréquente en pédiatrie, malgré l'utilisation des antibiotiques, qui en ont simplement considérablement diminué la gravité. Le traitement relève de soins locaux attentifs, parfois d'antibiothérapie et d'excision chirurgicale. Le traitement homéopathique agit de deux manières :

– en réduisant la fréquence des récidives par son action sur le terrain,

– et en raréfiant les cas chirurgicaux par son action symptomatique.

Lorsque les antibiotiques et la chirurgie s'avèrent nécessaires, **il s'agit d'une urgence**, qu'il ne faut pas méconnaître et qui justifie une hospitalisation.

Définition

Est appelé panaris toute infection des éléments anatomiques qui constituent les doigts. Plusieurs tableaux peuvent se rencontrer en fonction de la localisation et de la gravité de l'atteinte.

– ***Les panaris superficiels***

Le panaris érythémateux est une forme débutante. Il existe une douleur modérée, très localisée, et un érythème fugace. La plupart du temps, il guérit spontanément. Mais il peut évoluer vers une forme collectée, en particulier le **panaris péri-unguéal** (tourniole) qui est de loin la forme la plus fréquente chez l'enfant, résultant de l'inflammation des « envies » du pourtour de l'ongle ou de l'habitude de se ronger les ongles. Le pus reste superficiel, péri-unguéal, mais peut se propager à la matrice ou sous l'ongle.

Une autre forme d'évolution du panaris érythémateux est le **panaris phlycténoïde**, caractérisé par l'apparition d'une phlyctène purulente et douloureuse.

Les **panaris anthracoïdes** du dos des doigts, centrés par un poil, sont plus rares.

– ***Les panaris sous-cutanés***

Ils sont beaucoup moins fréquents chez l'enfant que chez l'adulte. Ils touchent l'une des trois phalanges des doigts : **panaris pulpaire**, le plus fréquent, pouvant aller jusqu'à l'ostéite, **panaris des 1re et 2e phalanges**, plus rares.

– ***Les panaris profonds***

Il s'agit de l'aboutissement d'une inoculation superficielle. En fonction de la localisation, l'évolution peut se faire soit vers une ostéite, soit vers une ostéo-arthrite, voire vers une extension à la gaine des fléchisseurs.

Le traitement classique

Il repose sur les soins locaux attentifs, l'antibiothérapie et la chirurgie des formes graves ou collectées.

Le traitement homéopathique

Il est efficace à tous les stades et permet dans la plupart des cas (parallèlement au traitement local) d'éviter les récidives et le recours à la chirurgie.

– ***Stade érythémateux***

En dehors des médicaments vus plus haut, citons plus particulièrement dans cette indication :

DIOSCOREA : impression de piqûre locale.

AMMONIUM CARBONICUM : douleur ressentie profondément, dans l'os, chez un enfant gras, frileux, qui présente une acrocyanose.

FLUORIC ACIDUM : impression d'une écharde sous l'ongle.

AMMONIUM MURIATICUM : douleurs lancinantes du panaris en voie de collection.

– ***Suppuration-collection***

Tous les remèdes déjà vus peuvent convenir, avec leurs indications particulières.

– ***Lymphangite***

RANA BUFO : avec douleurs irradiant vers le bras.

MYGALE : lymphangite très précoce.

LACHESIS : peau bleuâtre.

RHUS TOX. : peau se couvrant de vésicules.

– ***Panaris à la suite d'une plaie***

HYPERICUM : douleurs des blessures par objets pointus, morsure d'animaux, ou par écrasement des extrémités.

LEDUM PALUSTRE : suite de plaie causée par un clou ou une écharde.

STAPHYSAGRIA : suite de plaie linéaire accidentelle ou chirurgicale.

REPERTOIRE PANARIS

ABCÈS, doigts (voir panaris) : Fl-ac., Hep., Lach., Mang. [0 4 0]

PANARIS (3° et 2°) : AM-C., ANTHR., APIS., DIOS., FL-AC., HEP., LACH., NAT-S., NIT-AC., PULS., SIL., TARENT-C., THUJ., All-c., Am-m., Anac., Ars., Bar-c., Benz-ac., Bufo., Calc., Carb-ac., Caust., Cist., Euph., Hyper., Iod., Iris., Led., Lyc., Merc., Nat-c., Nat-h., Nat-m., Phyt., Rhus-t., Sang., Sep., Sulph.,

PANARIS, débutant à l'ongle : SIL., Phyt., Rhus-t., Sulph., par., petr., plb., puls., sep.

PANARIS, à la racine de l'ongle : caust., graph. [0 0 2]

PANARIS, amél. par les applications froides : NAT-S., PULS., Apis., Fl-ac., Led.

PANARIS sous-unguéal : alum., caust., coc-c., sulph. [0 0 4]

PANARIS, os : SIL., Lach., asaf., aur., fl-ac., lyc., merc., mez., ph-ac., sulph.

PANARIS, os, caries, ostéonécroses : SIL., Lach., asaf., aur., fl-ac., lyc., merc., mez., ph-ac., sulph.

PANARIS, os, caries, ostéonécroses, avec pus malodorant : fl-ac. [0 0 1]

PANARIS, os, avec douleurs de siège profond, agg. dans un lit chaud : sil.

PANARIS gangréneux : Ars., Lach. [0 2 0]

PANARIS, provoqué par des envies : Nat-m., lyc., sulph. [0 1 2]

PANARIS post-traumatique : Led. [0 1 0]

PANARIS prurigineux : APIS. [1 0 0]

PANARIS, chez les parturientes : all-c. [0 0 1]

PANARIS, avec lymphangite : Bufo., Hep., Lach., all-c., rhus-t. [0 3 2]

PANARIS malin avec sensation de brûlure : TARENT-C., Anthr., Ars. [1 2 0]

PANARIS négligé : Hep., Sil., Sulph., phos., stram. [0 3 2]

PANARIS (3° et 2°) : AM-C., ANTHR., APIS., DIOS., FL-AC., HEP., NIT-AC., SIL., TARENT-C., All-c., Am-m., Anac., Benz-ac., Bufo., Calc., Caust., Cist., Hyper., Iod., Iris., Lach., Lyc., Merc., Nat-c., Nat-h., Nat-m., Nat-s., Phyt., Rhus-t., Sang., Sep., Sulph.,

PANARIS avec sensation de brûlure : ANTHR., con. [1 0 1]

PANARIS de siège profond : bry., hep., lyc., rhus-t. [0 0 4]

PANARIS, périoste : SIL., Am-c., Fl-ac., asaf., calc., calc-p., canth., dios., mez., phos., sep., sulph.

PANARIS, à la suite d'une piqûre d'aiguille sous-unguéale : Led., all-c., bov., sulph.

PANARIS pulsatile : con., sep. [0 0 2]

PANARIS de couleur pourpre : Lach. [0 1 0]

PANARIS péri-unguéal, tourniole : Apis., Caust., Fl-ac., Hep., Merc., Nat-h., Nat-m., Nat-s., Sang., Sil., all-c., alum., bov., bufo., con., crot-t., dios., eug., ferr., graph., lach., par., phos., plb., puls., ran-b., rhus-t., ruta., sep., sulph., syph. [0 10 21]

PANARIS péri-unguéal, tourniole, avec lymphangite : all-c., hep., lach., op., rhus-t., sin-n.

PANARIS péri-unguéal, tourniole, après vaccination : THUJ. [1 0 0]

PANARIS, avec escarre : ANTHR., Ars., Carb-ac., Euph., Lach. [1 4 0]

PANARIS, échardes : Bar-c., Led., hep., iod., lach., nit-ac., petr., sil., sulph.

PANARIS, échardes, provoqué par une écharde : Bar-c., Led., hep., iod., lach., nit-ac., petr., sil., sulph.

PANARIS, échardes, sensation d' : nit-ac. [0 0 1]

PANARIS, avec douleurs comme par une piqûre d'insecte : APIS., LACH., SIL., sep.

PANARIS, après abus de soufre : apis. [0 0 1]

PANARIS, au stade de suppuration : HEP., SIL., Calc. [2 1 0]

PANARIS, douleurs ulcératives : con. [0 0 1]

PANARIS, tous les hivers : HEP. [1 0 0]

PANARIS de la paume de la main : Sil., lach., sulph. [0 1 2]

PANARIS, avec atteinte des tendons : SIL., Hep., Led., Merc., Nit-ac., graph., lach., nat-s., ran-b., rhus-t., sulph.

PANARIS du pouce : Bufo., Hep., Sil., Sulph., all-c., am-m., bor., eug., fl-ac., gran., kali-c., kali-i., nux-v., op., sep., sul-ac. [0 4 12]

PANARIS du pouce, face palmaire : hep. [0 0 1]

PANARIS du pouce, face palmaire du pouce droit : hep. [0 0 1]

CICATRICES

La cicatrisation est un processus qui touche tous les tissus, et pas seulement la peau. Elle aboutit :

- soit à une **restitutio ad integrum** si les lésions sont superficielles,
- soit à une **fibrose** s'il existe un processus inflammatoire local. Elle est régressive si elle ne fait intervenir que les fibroblastes,
- soit à une **sclérose** s'il y a participation de la substance fondamentale du tissu conjonctif.

Le traitement homéopathique est efficace si la cicatrice est récente – moins de 3 mois.

Il est des cas néanmoins, surtout chez le jeune enfant, où l'on a pu observer une régression cicatricielle dans des cas anciens.

Pour une bonne prescription, les médicaments seront choisis sur leurs caractéristiques locales, mais aussi générales.

• Les grands remèdes

SILICEA

Lenteur de cicatrisation. Suppuration fréquente et traînante de toute plaie.

Fistulisation.

Ulcération à pus fétide.

Général : frilosité et déminéralisation.

FLUORIC ACIDUM

Complémentaire de SILICEA. Cicatrices douloureuses à bords rouges et à tendance chéloïdienne.

Prurit < chaleur.

Général : douleurs osseuses, peau rugueuse, <globale par la chaleur, problèmes dentaires.

SULFURIC ACIDUM

Vieille cicatrice « se réveillant », devenant rouge et douloureuse.

LACHESIS

Cicatrices de coloration rouge, voire bleutée, très sensibles au toucher, saignantes, se refermant lentement, avec tendance à la suppuration, à l'infiltration et à l'ulcération (luétisme).

Général : enfant congestif, excité et loquace, sensible à l'abandon, < par la chaleur et la striction, > par les écoulements.

GRAPHITES

Cicatrice chéloïde dure et rouge. Remède d'action fidèle, même en l'absence de symptômes généraux.

Général : enfant apathique, gras, frileux, constipé flatulent, < chaleur forte, > en marchant en plein air.

CARBO ANIMALIS

Cicatrices torpides, indurées, bleuâtres.

Douleurs brûlantes, battantes, < chaleur, > froid, avec dilatation du réseau veineux avoisinant.

Général : induration ganglionnaire, tendance aux suppurations muqueuses, asthénie, frilosité.

NITRIC ACIDUM

Cicatrices avec tendance ulcérative chronique.

Saignement facile.

Sensation d'écharde fichée dans la peau > chaleur locale.

Général : frilosité, inflammation des muqueuses, érosions ou fissures au niveau des orifices, verrues, mollusca contagiosa.

CAUSTICUM

Vieilles cicatrices chéloïdes dures, douloureuses < air froid, le temps sec et les changements de temps.

Général : voix rauque < matin et par le froid, toux nocturne, tristesse, maladresse.

• AUTRES REMÈDES

CROTALUS HORRIDUS

Cicatrices inflammatoires brûlantes < au toucher, à l'effleurement (vêtements).

MERCURIUS SOLUBILIS

Cicatrices pruriantes < chaleur et < froid.

BADIAGA

Cicatrices indurées chez des enfants maigres et frileux.

CALCAREA FLUORICA

Cicatrices indurées chez un enfant décalcifié fluorique.

MINI-RÉPERTOIRE DES CICATRICES

CICATRICES : GRAPH., LACH., PHOS., SIL., Bad., Bor., Carb-an., Carc., Caust., Crot-h., Fl-ac., Hyper., Iod., Kali-bi., Merc., Nat-m., Nit-ac., Sul-ac

CICATRICES noires : asaf.

CICATRICES qui saignent : Lach., phos., sep.

CICATRICES qui saignent, du sang noir suinte d'une vieille cicatrice : phos.

CICATRICES, des phlyctènes se forment sur des : mag-c.

CICATRICES bleues : Bad., ant-c., cench., ferr., lach., rhus-t., sul-ac., thuj.,

CICATRICES qui se rouvrent : PHOS., SIL., Bor., Carb-an., Caust., Crot-h., Iod., Lach., Nat- m., asaf., calc p., carb-v., con., croc., fl-ac., glon., nat-c., sulph., vip.

CICATRICES qui se rouvrent, agg. aux changements de temps : Carb-an.

CICATRICES brunes : crot-h., lach.
CICATRICES qui brûlent : Carb-an., Graph., ars., carb-v., lach.
CICATRICES chéloïdes : GRAPH., Carc., Fl-ac., Sil.
CICATRICES circulaires : rhus-t.
CICATRICES, crevasse dans les : crot-h., gast., kali-c.
CICATRICES déprimées, ombiliquées : Kali-bi., carb-an., kali-i., sil.
CICATRICES décolorées (voir blanches) : Bad.
CICATRICES, sensation de traction dans des : graph., phyt., sep.
CICATRICES surélevées : Bad.
CICATRICES, fourmillements dans les : junc.
CICATRICES indurées : Graph., calc-f., fl-ac., kali-bi.
CICATRICES, herpès sur les : calc-p.
CICATRICES, prurit des : Fl-ac., Iod., alum., gast., naja.
CICATRICES à évolution maligne : sil.
CICATRICES, nodules dans les : fl-ac., sil.
CICATRICES qui deviennent douloureuses : SIL., Carb-an., Hyper., Lach., Nat-m., Nit-ac.
CICATRICES qui deviennent douloureuses, agg. en plein air : graph.
CICATRICES qui deviennent douloureuses aux changements de temps : Nit-ac., carb-an.
CICATRICES qui deviennent douloureuses au toucher : hep., puls.
CICATRICES qui deviennent douloureuses, cicatrices osseuses : mag-m.
CICATRICES couvertes de papules : fl-ac., iod.
CICATRICES, sensation de pression dans les : carb-v., kali-c., petr., sulph.
CICATRICES qui rougissent : LACH., Fl-ac., Merc., Sul-ac., ant-c., bad., nat-m., sil., stram.
CICATRICES qui rougissent à leur périphérie : Fl-ac.
CICATRICES squameuses : fl-ac.
CICATRICES luisantes : sil.
CICATRICES qui deviennent endolories : SIL., Fl-ac., caust., nux-v.
CICATRICES, sensation de piqûres d'insecte dans les : Carb-an., Sil., Sul-ac.
CICATRICES, sensation de piqûres dans les : Sil., chin., mez., petr., sul-ac., thuj.
CICATRICES, sensation de déchirure dans les : carb-v., graph., petr., sep.
CICATRICES, sensation de tension dans les : kali-c., lach.
CICATRICES de vilaine allure : ant-c.
CICATRICES parcourues de veines : cench.
CICATRICES couvertes de vésicules : Fl-ac., gast.
CICATRICES blanches (voir décolorées) : kali-bi., syph.
ÉRUPTIONS, vésicules prurigineuses autour d'anciennes cicatrices : Fl-ac.

ULCÈRES, réouverture de vieux, quand ils sont en partie cicatrisés : KREOS.

ULCÈRES d'allure malsaine, ayant des difficultés à cicatriser : CHEL., HEP., NIT-AC., SIL.

MALSAINE, difficultés de cicatrisation : BOR., CALC., CARB-S., CAUST., CHAM., GRAPH., HEP., LACH., PETR., PSOR., RHUS-T., SIL.

PLAIES, blessures, cicatriser, lentes à : HEP., LACH., NIT-AC., PETR., SIL., SULPH.

PATHOLOGIE DES PHANÈRES

Nous envisagerons la pathologie des ongles et des cheveux chez l'enfant.

PATHOLOGIE DES ONGLES

Les pathologies unguéales de l'enfant sont semblables à celles de l'adulte, mais leur fréquence diffère selon l'âge.

Avant un an

L'anomalie la plus fréquente est l'*hypertrophie congénitale des bourrelets,* avec les fréquentes complications à type d'**incarnation**, avec épisodes inflammatoires et constitution d'un bourgeon charnu. Des soins antiseptiques et un traitement homéopathique adapté suffisent en général au traitement. Dans la majorité des cas, les bourrelets régressent en quelques mois, rendant l'intervention chirurgicale inutile.

Les aspect physiologiques des ongles sont intéressants à connaître pour pouvoir rassurer les parents. Citons :

- l'hippocratisme digital du nouveau-né,
- la souplesse, la finesse et la transparence des lames unguéales,
- la koïlonychie des ongles des orteils (altération caractérisée par le relèvement des bords latéraux si bien que la partie centrale paraît déprimée et devient concave). Au niveau des mains, elle fera rechercher une carence en fer,
- les lignes de Beau, avec possibilité de chute de l'ongle, liées à des chaussures trop petites,
- l'épaississement et la déformation du bord libre de cer-

tains ongles, en rapport avec des microtraumatismes répétés par le chevauchement d'orteils mal positionnés dans la chaussure.

Entre 1 et 3 ans

En dehors des modifications physiologiques des ongles des orteils, on peut retrouver à cet âge :

- une *désaxation congénitale* uni- ou bilatérale de l'ongle, qu'il faudra certainement opérer lorsqu'il n'y a pas de rémission spontanée ;
- les *mélanonychies longitudinales,* en rapport avec un nævus matriciel, dont l'exérèse est souhaitable ;
- le *psoriasis* de l'enfant, où l'atteinte unguéale se retrouve dans 20 % des cas.

Entre 3 et 10 ans

Outre les mélanonychies longitudinales et le psoriasis, on peut observer des dystrophies post-traumatiques, des verrues péri-unguéales (favorisées par l'onychophagie) et des exostoses identifiables par la radiographie.

Chez les enfants qui sucent leur pouce, on peut observer des surinfections du pourtour de l'ongle à candida, staphylocoques, streptocoques, pyocyaniques... dont il faudra savoir chercher le foyer initial en cas de récidives.

Après 10 ans

D'autres pathologies unguéales apparaissent. Parmi celles-ci :

- l'ongle incarné juvénile, déclenché par la coupe en biais de l'ongle et les activités sportives,
- les onychotitillomanies, à type de refoulement des cuticules par exemple.

RÉPERTOIRE ONGLES INCARNÉS

INCARNÉS, ongles des orteils : GRAPH., MAG-AUST., SIL., TEUCR., Caust., Nat-m., Nit-ac., Ph-ac., Sulph., Thuj., alum., colch., kali-c., kali-chl., plb., sang., tub.

INCARNÉS, ongles des orteils, avec ulcération : SIL., Nit-ac., Teucr. [1 2 0]

INCARNÉS, ongles des orteils, avec granulations d'allure malsaine : Lach., sang.

DOULEURS des orteils, du gros orteil, de l'ongle, comme si l'ongle allait s'incarner : Graph., colch., kali-c., teucr. [0 1 3]

RÉPERTOIRE COLORATION DES ONGLES

COLORATION, doigts, ongles : ant-c., ars., graph., nit-ac., thuj. [0 0 5]

COLORATION, doigts, ongles noirs : Ars., Graph. [0 2 0]

COLORATION, doigts, ongles, hématome sous-unguéal : apis. [0 0 1]

COLORATION, doigts, ongles bleus, gris bleuâtre : plb. [0 0 1]

COLORATION, doigts, ongles foncés : morph., ox-ac. [0 0 2]

COLORATION, doigts, ongles gris : Sil., merc-c. [0 1 1]

COLORATION, doigts, ongles livides : Colch., Ox-ac., ars., op., sul-ac. [0 2 3]

COLORATION, doigts, ongles pourpres : apis., ars., op., samb., sec., stram.

COLORATION, doigts, ongles rouges : ars., crot-c., lith. [0 0 3]

COLORATION, doigts, ongles rouges, puis noirs : Ars. [0 1 0]

COLORATION, doigts, ongles blancs : cupr., cupr-a., nit-ac., sil. [0 0 4]

COLORATION, doigts, ongles blancs, taches blanches : SIL., Nit-ac., alum., ars., sep., sulph.

COLORATION, doigts, ongles jaunes : CON., SEP., SIL., Merc., Nit-ac., Nux-v., Sulph., am-c., ambr., aur., bell., bry., canth., carb-v., cham., chin., ferr., ign., lyc., op., plb., spig.

COLORATION, doigts, annulaire, près de l'ongle, marbré : nat-m. [0 0 1]

COLORATION, orteils, ongles : Ars., Graph., Nit-ac., Ox-ac., Sil., apis., camph., dig.

PATHOLOGIE DU CHEVEU ET DU CUIR CHEVELU

La description de la pathologie du cheveu chez l'enfant nécessiterait un livre complet. Il peut s'agir d'affections primitives du cuir chevelu ou du cheveu, ou d'une localisation céphalique d'une maladie générale. Nous allons voir les principales causes d'alopécie, celle-ci étant définie comme une chute des cheveux dépassant le seuil physiologique de renouvellement, et leur traitement homéopathique, qui peut amener une guérison souvent très satisfaisante.

• LES ALOPÉCIES

Alopécies congénitales

Elles sont de deux types :

- avec cuir chevelu normal, elles sont en général diffuses et non curables ;
- avec cuir chevelu anormal. Deux entités sont à connaître : l'*aplasie cutanée* (et osseuse) *congénitale du vertex* (ACC), et surtout le *nævus sébacé,* qui est une tumeur développée au dépens de glandes sébacées dystrophiques, avec un potentiel dégénératif (30 à 50 % de transformation en carcinome baso-cellulaire à l'âge adulte). C'est une plaque jaunâtre alopécique qui s'épaissit progressivement et dont l'exérèse est indispensable.

Alopécies acquises diffuses non cicatricielles chroniques

Les causes sont multiples. Les principales chez l'enfant sont :

– ***L'alopécie occipitale du nourrisson***
Liée au frottement sur l'oreiller.

– ***La tension excessive des cheveux***
Liée à certains types de coiffure (queue de cheval, chignon).

– ***La traction des cheveux***

Au cours des jeux.

– ***Le syndrome de Silvermann***

Blessures, brûlures ou arrachage, donnant des alopécies en plaques ou cicatricielles lisses, avec des cheveux cassés à des longueurs différentes.

– ***La trichotitillomanie.***

Alopécies localisées non cicatricielles

– ***La pelade***

C'est une affection d'origine psychosomatique, intriquée avec des facteurs génétiques et auto-immuns. Brutalement, une ou plusieurs plaques lisses apparaissent.

Elles sont arrondies, bien limitées, de petit diamètre, le cuir chevelu alopécique étant normal. Les cheveux périphériques sont facilement arrachables et renflés à leur extrémité distale. Il existe des formes avec plaques multiples, des formes occipitales, décalvantes totales, voire « universalis » avec atteinte des autres zones pileuses et unguéales.

– ***Les teignes***

Elles sont propres à l'enfant, et ont déjà été traitées dans un autre chapitre. Rappelons les différentes formes : teignes tondantes, teignes faviques et les exceptionnelles teignes inflammatoires (les kérions, dus à l'atteinte par un trichophyton animal).

• AFFECTIONS SQUAMEUSES DU CUIR CHEVELU

Pour plus de détails, se reporter aux chapitres respectifs.

La dermite séborrhéique

Localisée au cuir chevelu (« croûtes de lait ») ou bipolaire (maladie de Leiner-Moussus).

La dermatite atopique

Fines squames sèches, pseudopelliculaires.

La « fausse teigne amiantacée »

Probable équivalent psoriasique.

Le psoriasis

Lésions en lisière du cuir chevelu, avec squames blanches adhérentes.

• Anomalies de la couleur des cheveux

Elles peuvent évoquer de nombreuses affections, en fonction de la couleur du cheveu :
- argentés : syndromes de Chediak-Higashi et de Griscelli-Prunerias ;
- grisonnants : canicie (blanchiment) précoce, syndrome de vieillissement prématuré (Progeria) ;
- blancs : albinisme, vitiligo, pelade en repousse ;
- blond clair : dysplasie ectodermique anidrotique, phénylcétonurie.

• Dystrophies pilaires

Elles sont multiples et rares. Certaines sont isolées, d'autres font partie de maladies génétiques (syndrome de Menkes, syndrome de Netherton).

• Traitement homéopathique

Répertoire : chute des cheveux

Tête

CHEVEUX, chute des, alopécie (3° et 2°) : AUR., CARB-S., CARB-V., FL-AC., GRAPH., KALI-C., KALI-S., LACH., LYC., NAT-M., NIT-AC., PHOS., SEP., SIL., SULPH., THUJ., Am-m., Ambr., Ant-c., Ars., Arund., Aur-m., Bar-c., Bor., Calc., Calc-p., Canth., Carb-an., Chel., Con., Elaps., Ferr.,

Form., Hep., Ign., Kali-bi., Mag-c., Merc., Merc-c., Mez., Petr., Ph-ac., Sel., Staph., Zinc.,

CHEVEUX, chute des, alopécie, chez les enfants : arund. [0 0 1]

CHEVEUX, chute des, alopécie, de chagrin : Ph-ac. [0 1 0]

CHEVEUX, chute des, alopécie, par poignées : PHOS., Mez., lyc., sulph. [1 1 2]

CHEVEUX, chute des, alopécie, dans l'hystérie : Lyc. [0 1 0]

CHEVEUX, chute des, alopécie, après humiliation : Ign. [0 1 0]

CHEVEUX, chute des, convalescents : PH-AC., SEL., THALLIUM, SULPH.

CHEVEUX, chute des, alopécie, après accouchement : LYC., SULPH., Calc., Canth., Carb-v., Nat-m., Nit-ac., Sep., hep., sil. [2 6 2]

CHEVEUX, chute des, alopécie, pendant la grossesse : LACH. [1 0 0]

CHEVEUX, chute des, alopécie, par endroits : FL-AC., Apis., Ars., Calc., Canth., Iod., Psor., calc-p., carb-an., chin-b., hep., petr., phos. [1 6 6]

CHEVEUX, chute des, alopécie, par endroits, et blanchissent : vinc. [0 0 1]

CHEVEUX, chute des, alopécie, après fièvre typhoïde : FL-AC. [1 0 0]

CHEVEUX, chute des, alopécie, front : Hep., Merc., Nat-m., Phos., ars., bell., sil.

CHEVEUX, chute des, alopécie, sur l'occiput : Carb-v., Chel., Petr., calc., phos., sep., sil., staph., sulph.

CHEVEUX, chute des, alopécie, pariétaux : Calc., Graph., Phos., Staph., bov., kali-c., merc., ph-ac., zinc.

CHEVEUX, chute des, alopécie, pariétaux, à gauche : ars. [0 0 1]

CHEVEUX, chute des, alopécie, tempes : Kali-c., Nat-m., calc., croc., lyc., merc., par., sabin.

CHEVEUX, chute des, alopécie, vertex : BAR-C., LYC., Graph., Nit-ac., Sep., calc, carb-an., hep., kali-bi., par., plb., sel., sil., thuj., zinc. [2 3 10]

RÉPERTOIRE PELLICULES

TÊTE

PELLICULES : CANTH., CARB-S., GRAPH., NAT-M., PHOS., SULPH., Am-m., Ars., Bry., Calc., Calc-s., Dulc., Kali-s., Lyc., Med., Mez., Olnd., Psor., Sep., Staph., Thuj., all-s., alum., bad., chin-s., crot-h., kali-c., kali-chl., kali-p., lac-c., mag-c., sanic.

PELLICULES blanches : NAT-M., THUJ., Kali-chl., Mez., Phos., alum. [2 3 1]
PELLICULES jaunes : KALI-S. [1 0 0]
ÉRUPTIONS, pellicules : GRAPH., OLND., Bar-c., Calc., Hell., Merc., Mez., Psor., Staph., Viol-t., alum., ars., ars-i., arund., com., con., corn., hep., iod., kali-c., nat-m., sep., sil. [2 8 13]
ÉRUPTIONS, pellicules noires : Calc-p. [0 1 0]
ÉRUPTIONS, pellicules sèches : Bar-c., Calc. [0 2 0]
ÉRUPTIONS, pellicules prurigineuses : Calc-p., calc., samb. [0 1 2]
ÉRUPTIONS, pellicules humides : Anan., Bar-c., Calc., Graph., alum., nit-ac. [0 4 2]
ÉRUPTIONS, pellicules blanches : nat-m. [0 0 1]

PRURITS. PRURIGOS

Le prurit est une sensation particulière qui provoque le besoin de se gratter. Chez le nourrisson, le grattage peut être remplacé par le frottement. Le prurit est souvent discret, physiologique. Il peut devenir pathologique, désagréable, perturbant les activités et le sommeil, causant des lésions de grattage qui peuvent se surinfecter.

• Physiopathologie

Le prurit peut être ressenti à la peau ou aux muqueuses (voile du palais, anus, vagin...).

L'*histamine* est le principal médiateur en cause. D'autres médiateurs sont connus, d'action directe ou histamino-libératrice : prostaglandines, acétylcholine, sérotonine, enzymes, substance P... Les facteurs physiques (chaleur, froid, transpiration...) agissent directement ou par libération d'histamine. Les récepteurs cutanés sont les mêmes que les récepteurs à la douleur. Les informations sont véhiculées à la capsule interne du cortex sensitif, expliquant l'intrication possible des sensations cutanées et de facteurs psychologiques tels que l'anxiété.

On sait aussi que les peptides opioïdes endogènes (encéphalines, endorphines) et exogènes (morphine) ont un effet pruritogène.

• Sémiologie

Le prurit est une donnée d'interrogatoire, dont les facteurs déclenchants et les circonstances de survenue doivent être précisés. Chez l'enfant, l'examen peut retrouver des traces de grattage et parfois les arguments sur la cause du prurit.

Prurits diffus dermatologiques

Le prurit est un symptôme fréquent dans certaines affections cutanées bien délimitées :

- dermatoses prurigineuses : eczéma, urticaire, prurigo...
- irritants externes : détergents, savons...
- environnement : changements de température, d'humidité...
- prurits psychogènes : pathomimie, parasitophobie, excoriations névrotiques (toutes d'origine luétique, où LUESINUM sera à prescrire systématiquement).

Prurits diffus d'origine interne

Ils sont plus rares mais importants à connaître, car ils permettent de dépister une pathologie interne grave : insuffisance rénale, rétention biliaire, prurits endocriniens, hématologiques, médicamenteux, parasitoses (poux, gale, larva migrans cutanée...)

Les prurigos

Les prurigos sont un syndrome. Le terme de prurigo signifie la présence d'une dermatose prurigineuse excoriée, dont il est souvent difficile de déterminer la lésion primitive.

Malgré les progrès de la dermatologie moderne, de nombreux « prurigos » ne peuvent actuellement être analysés en termes étiologiques satisfaisants. Il faut savoir les reconnaître chez l'enfant, car ils peuvent orienter vers une pathologie interne méconnue.

Les *prurigos aigus* sont le plus souvent en rapport, chez l'enfant, avec une **réaction d'hypersensibilité à des arthropodes** de l'environnement véhiculés notamment par des animaux domestiques. On ne les confondra pas avec la gale, une pédiculose, ou une dermatite atopique ou urticarienne. On saura rechercher une intolérance médicamenteuse, voire un lymphome hodgkinien.

Les *prurigos subaigus et chroniques* pourront nécessiter le recours aux examens complémentaires (histologie, immunofluorescence). Il faudra savoir évoquer des causes générales comme : stase biliaire, lymphome, malabsorption (intolérance au gluten), parasitose digestive, atopie, insuffisance rénale, diabète... **Le contexte psychologique devra être analysé.**

• TRAITEMENT

Traitement classique

Il n'est pas satisfaisant car il n'est ni physiopathologique ni causal. Il repose sur la prescription d'antihistaminiques bloquant les récepteurs H1, de tranquillisants, d'antidépresseurs tricycliques. Les traitement locaux s'avèrent souvent utiles : émollients, produits acides, antihistaminiques, anesthésiques locaux...

Traitement homéopathique

Il n'est pas question de traiter de manière satisfaisante les prurits des enfants sans l'aide des répertoires. L'exemple suivant l'illustrera mieux qu'un long discours. Il s'agit de Carlos, 10 ans et 8 mois, que je revois pour un *prurigo psychogène récidivant* des membres inférieurs.

Plusieurs traitements homéopathiques symptomatiques n'ont rien donné, jusqu'à la prise de **PHOSPHORUS 15 CH**, qui fut indiqué sur les trois éléments caractéristiques suivants (le prurit étant un équivalent de symptôme psychique) :

PROFIL ENFANT CARLOS

1 [1 6 3] GORGE RAMÈNE des masses caséeuses en se raclant la gorge
2 [0 2 21] MEMBRES ÉRUPTIONS prurigineuses
3 [1 2 18] MEMBRES PRURIT des membres inférieurs, la nuit

Num.	Remède	Val	Occ	d3	d2	d1	1	2	3
1	phos.	4	3	0	1	2	2	1	1
2	rhus-t.	5	2	1	1	0	•	2	3
3	agar.	3	2	0	1	1	2	1	•
4	sulph.	3	2	0	1	1	•	1	2
5	nat-m.	2	2	0	0	2	•	1	1

On mesure la difficulté de traiter les prurits de l'enfant avec la seule connaissance de la matière médicale, fût-elle immense ! Le traitement sera donc d'abord étiologique, puis orienté par les symtômes généraux du patient.

– ***Prurits généralisés***

SULFUR : médicament de base de tout prurit, qui évoque la psore en tout premier lieu. Les symptômes généraux du remède sont souvent présents lorsqu'il est indiqué : < soir et par la chaleur du lit, > par le grattage qui est suivi d'une sensation de brûlure voluptueuse.

ZINCUM : prurit sine materia avec « sensation d'insecte courant sous la peau ». Faiblesse, agitation, anxiété sont présents sur le plan général.

DOLICHOS PRURIENS : prurit chez des enfants hépatiques, constipés, < chaleur du lit et la nuit, > grattage intense au sang.

ALUMINA : sécheresse cutanée avec sensation de toile d'araignée sur le visage. Ongles cassants, chute des cheveux, humeur chagrine sur le plan général. Sécheresse de toutes les muqueuses.

AMBRA GRISEA : prurit sine materia chez des enfants qui se cachent pour faire leurs selles. Complémentaire de NATRUM MURIATICUM.

IGNATIA : enfant hyperémotif se démangeant à la moindre contrariété. Tics, bâillements, soupirs profonds, dysphagie sans angine permettront facilement d'évoquer le remède.

HISTAMINUM : isothérapique pour tous les prurits, en 9 ou 15 CH. Assez décevant en pratique.

RUMEX : prurit < froid ou en se déshabillant.

– ***Prurits localisés***

Prurit anal

TEUCRIUM MARUM : sensation de reptation anale < après la selle. Oxyurose.

MURIATIC ACIDUM : hémorroïdes chez l'enfant.

CINA : prurit lié à des vers intestinaux. Colères < en étant regardé, grince des dents, yeux cernés, colères pendant la dentition, prurit nasal.

GRAPHITES : saignement et douleurs < la nuit et après la selle. Eczéma suintant péri-anal.

ALŒ : hémorroïdes brûlantes, douloureuses > applications froides.

Prurit du cuir chevelu

BRANCA URSINA : séborrhée du cuir chevelu.

VIOLA TRICOLOR : croûtes prurigineuses suintantes du cuir chevelu.

OLEANDER : cuir chevelu douloureux au toucher.

Prurit vulvaire

KREOSOTUM : prurit lié à une leucorrhée fétide irritante. Bronchites pendant la dentition.

Érythèmes fessiers, caries dentaires.

AMBRA GRISEA : encoprésie, prurit psychogène.

STAPHYSAGRIA : chagrin avec colère rentrée. Jalousie entre frères et sœurs.

BRÛLURES

• Introduction

Traitement classique local et traitement homéopathique général se compléteront harmonieusement dans le cas des petites brûlures, pour une meilleure efficacité. Les brûlures étendues et profondes sortent du cadre du propos.

Les facteurs à considérer classiquement sont :

- l'agent causal : feu, électricité, caustique, radiations...
- le degré : brûlures superficielles, intermédiaires, profondes...
- la surface : règle des degrés, et l'atteinte des plis (de la main en particulier),
- l'éventuelle atteinte muqueuse ou respiratoire,
- les traumatismes associés,
- le terrain : antécédents pathologiques de l'enfant.

• Traitement homéopathique

Il se justifie dans les formes ambulatoires, peu profondes et peu étendues, parallèlement au traitement local (pansement occlusif avec pommade à la bétadine, sauf chez les tout-petits).

Le traitement homéopathique dépend du stade de la brûlure.

Les brûlures érythémateuses (1er degré)

BELLADONNA : rougeur vive, douleurs lancinantes et térébrantes, battantes < la nuit, < au moindre toucher. Possibilité de fièvre avec sueurs et abattement, délire.

APIS MELLIFICA : érythème rosé, brillant, avec œdème et élancements « comme des piqûres d'aiguilles rougies au feu », extrême sensibilité au toucher, < par la chaleur, > par les applications froides.

ARNICA : rougeur violacée et œdème < au moindre toucher. Nervosité, agitation, ne supporte pas sa douleur.

URTICA URENS : sensation de cuisson. Brûlure superficielle mais étendue. Douleur < toucher et applications froides.

EUPHORBIA RESINIFERA : douleur brûlante < toucher et froid, > applications huileuses et grasses.

Les brûlures phlycténoïdes (2e degré superficiel)

CANTHARIS : larges vésicules reposant sur une base jaunâtre, contenant un liquide aqueux excoriant. Douleurs brûlantes < toucher, > frottement. Hypersensibilité générale avec agitation, excitation, pollakiurie mais tendance à l'oligurie.

RHUS TOXICODENDRON : petites vésicules, douleur brûlante et pruriante < froid, les applications d'eau froide et le repos > chaleur, les applications grasses et le mouvement.

CARBOLIC ACIDUM : vésicules, bulles, s'infectant et se nécrosant rapidement. Douleurs brûlantes < chaleur. Tendance à l'atteinte rapide de l'état général.

EUPHORBIA RESINIFERA : phlyctènes sur fond œdémateux. sérosité jaunâtre irritante. Douleurs brûlantes > corps gras.

Les brûlures profondes

On ne peut qu'esquisser quelques indications.

ARSENICUM ALBUM : douleur brûlante < la nuit après minuit et par le froid, > chaleur locale. Sérosité excoriante et malodorante avec tendance nécrosante.

KREOSOTUM : complémentaire d'ARSENICUM ALBUM, mais pas d'aggravation nocturne des douleurs.

KALIUM BICHROMICUM : ulcération creusante à bords nets, recouverte d'une sécrétion jaune adhérente.

La suppuration

Elle peut être prévenue efficacement si l'on se souvient que :
- toute brûlure au départ est stérile : moins on la manipule, moins il y a de risque de surinfection ;
- le traitement local initial est essentiel : pansements occlusifs avec une pommade antibiotique (bétadine...), renouvelés tous les 2 à 3 jours.

CONCLUSION

Dans un monde d'entropie croissante, la guérison paraît toujours étonnante, incongrue. Elle exprime le mystère sous-jacent à notre réalité clinique tangible.

Ce petit traité sur une des pathologies les plus fréquentes de l'enfant est une tentative de témoignage du profond respect que doit nous inspirer le « dit » de la nature humaine, compte tenu de l'étendue de notre ignorance.

Pierre POPOWSKI

BIBLIOGRAPHIE

SAURAT J.-H., LAUGIER P., GROSSHANS E., LACHAPELLE J.-M., *Précis de dermatologie et vénérologie.* Masson, Paris, 1987.

Dr GODECHOT Roger, « Homéopathie et dermatoses fréquentes », *Homéopathie française,* numéro spécial Enseignement, Paris, 1977.

Dr ZISSU Roland, « Les maladies de la peau », *Cahiers de médecine homéopathique,* tome 2. Masson, Paris, 1987.

Dr TÉTAU Max, *Le point sur. Traitement homéopathique moderne des eczémas et des mycoses.* Similia, Paris, 1988.

Dr POPOWSKI Pierre, *Le point sur. Homéopathie et petite pathologie du nouveau-né et du nourrisson.* Similia, Paris, 1993.

Dr SALAÜN Pierre, Logiciel WINSTAPHISE©, Avignon, 1995. (Toutes les extractions du Répertoire de KENT sont effectuées à partir de ce logiciel.)

TABLE DES MATIÈRES

Composition P.C.A.
Bouguenais 44340
Achevé d'imprimer sur les presses
de l'Imprimerie de Montligeon
61400 La Chapelle Montligeon
N° Imprimeur : 18304
Dépôt légal : mai 1996